HÉLÈNE DELAFAURIE

CANCER :
Les Thérapies dont votre Oncologue ne Vous Parlera Jamais

Livre 1

La Thérapie Nutritionnelle du Dr. Gerson

COLLECTION GUIDES PRATIQUES
DES THÉRAPIES ALTERNATIVES

La Thérapie Nutritionnelle du Dr. Gerson

Hélène Delafaurie

Je dédie ce livre à mes fils en espérant qu'ils n'auront jamais à s'en servir mais comme nul n'est prophète en son pays, et encore moins dans sa famille, ils ne suivent pas vraiment mes directives de santé.

Sommaire

Avant-Propos 6
CHAPITRE 1 - Une thérapie naturelle à faire chez soi 12
CHAPITRE 2 - Le point de départ de la thérapie Gerson 16
CHAPITRE 3 - L'alimentation actuelle 22
CHAPITRE 4 - Les vitamines et les minéraux 32
CHAPITRE 5 - Pourquoi ma tumeur repousse 47
CHAPITRE 6 - Comment savoir si on a un cancer 53
CHAPITRE 7 - Le cancer : une affaire de gros sous 58
CHAPITRE 8 - La cure en détails 62
CHAPITRE 9 - Quelques recettes 76
CHAPITRE 10 - Les compléments alimentaires 111
CHAPITRE 11 - Avec quoi dissoudre la tumeur ? 132
CHAPITRE 12 - Les lavements au café 141
CHAPITRE 13 - Trucs et astuces pour faire la thérapie Gerson 147
CHAPITRE 14 - Réponses à quelques Pourquoi ? 153
CHAPITRE 15 - À cancer différent thérapie différente 160
CHAPITRE 16 - Les analyses de laboratoire 168
CHAPITRE 17 - Et le psychisme dans tout ça 178
CHAPITRE 18 - Quelques témoignages 191
CHAPITRE 19 - Conclusion 210

ANNEXES 215

BIBLIOGRAPHIE 247

Du même auteur : 249

Avant-Propos

Les grands principes de l'éducation de santé ne sont pas mis à la portée du public qui est maintenu par les médias dans l'ignorance et la peur des maladies. Le tableau est plutôt sombre mais rien ne peut empêcher ceux qui veulent sortir de la maladie d'apprendre à gérer leur santé ! Extrait de « Artisans de leur guérison : Sortez du monde de la maladie par la médecine holistique, 17 cas extraordinaires » du <u>Dr Christian Tal Schaller</u>

Ami lecteur,

C'est comme ça qu'on dit, je crois, pour s'adresser à ses lecteurs. Mais généralement par la suite, je n'ai jamais vraiment eu l'impression que l'auteur me considérait comme une amie. C'était bien écrit, avec parfois des mots savants et incompréhensibles, et cela s'adressait à une foule, pas à moi.

C'est pour cela que ceux qui recherchent ce genre de livre « bcbg » ne doivent pas me lire : je ne vais pas les tutoyer, non, je n'irai pas jusque là, mais je m'adresse vraiment à vous, amis lecteurs. Et j'espère que vous me considèrerez un peu comme une amie qui cherche à vous informer, à vous donner des pistes à suivre dans cette jungle qu'est devenue la médecine actuelle.

J'ai commencé mon blog de « médecines-bizarres » il y a quelques années. C'était pour me défouler et pour informer, car je suis maladivement curieuse : je cherche, et je recherche encore plus loin, et en anglais... et souvent je trouve des tas de choses qui valent la peine qu'on les diffuse.

Et puis j'ai assez d'humour pour me moquer de tas de choses. Cela peut ne pas plaire aussi.

Oui, je ne suis pas médecin ... mais je suis docteur quand même, en sciences économiques, un peu scientifique sur les bords donc; ... mais j'ai du bon sens et du sens critique et quand je trouve une chose aberrante, je le clame. Et dans un style qui n'est parfois pas très académique mais compréhensible par tous.

La Thérapie Nutritionnelle du Dr. Gerson

Comme moi, vous avez des proches - ou vous même - qui sont malades et qui entrevoient le bord noir de la robe de la faucheuse pas loin, qui souffrent, qui se sentent diminués, qui n'ont plus beaucoup d'espoir. On vous dit « allez, bats-toi », mais on ne vous donne ni les moyens ni le courage de vous battre encore.

Ce livre n'est donc pas écrit par un médecin, mais tout ce que je dis, je l'ai trouvé dans la bouche ou sous la plume de médecins ou de thérapeutes avérés, en français ou en anglais.

J'avais commencé à m'intéresser de près au cancer quand un certain jour le radiologue m'a dit que j'avais 2 petites tumeurs au sein et que j'ai aussi appris, ce même jour, que mon frère avait un glioblastome au cerveau. Il est mort 18 mois plus tard après avoir fait la chirurgie et la chimio officielles qui lui ont gâché les derniers mois de sa vie. Je lui avait fait un dossier sur les médecines alternatives mais il ne l'a probablement pas regardé : il était médecin et sa femme aussi. Il y croyait. Il avait 62 ans.

Autour de moi, j'ai vu mourir ces 10 dernières

années : trois amies d'un cancer du sein, dont deux faisaient partie des statistiques des survivantes de la chimio : elles ne sont mortes que respectivement 3 mois et 6 mois après la barre des 5 ans. Une autre amie vient de se faire opérer d'un cancer du côlon, comme mon ex-mari et le mari de ma cousine. Enfin mon « cousin-jumeau » avec lequel je dansais si bien le rock quand j'étais jeune, vient de s'éteindre après un très douloureux cancer du rein.

J'ai des amies, grand-mères comme moi, dont les petites filles souffrent de leucémie ou de cancer de la peau : elles ont 15 et 17 ans…

J'ai également quelques amis encore vivants qui ont été opérés de cancers de la prostate avec de nombreuses séquelles très désagréables.

Par contre ma mère, 88 ans, n'a eu qu'une seule amie d'enfance qui se soit éteinte d'un cancer du sein relativement jeune. Toutes les autres se sont éteintes de vieillesse, ou d'un cancer qui s'est déclaré vers 75 ou 80 ans, pas à 40 ans. La différence en une génération est dramatique.

La Thérapie Nutritionnelle du Dr. Gerson

De génération en génération, le drame s'intensifie. D'après les dernières estimations, dans quelques années une personne sur trois mourra d'un cancer...

Ou survivra envers et contre tous grâce à une thérapie alternative.

Et puis j'ai vu que des milliers de personnes venaient chaque jour sur mon site pour essayer de trouver un remède miracle pour tuer leur crabe.

Alors j'ai abandonné mon livre sur les vaccins et je me suis mise à écrire celui-là, pour donner non pas de vagues indications partielles - en vous laissant le soin de creuser par vous même - mais des informations les plus complètes possibles qui permettraient vraiment de réaliser cette thérapie.

Pour vous donner les moyens de vous battre.

Hippocrate disait :

« Si quelqu'un désire la santé, il faut d'abord lui demander s'il est prêt à supprimer les causes de son mal-être ou de sa maladie. Alors seulement, il est possible de l'aider. »

Hélène Delafaurie

Je pense que c'est le cas pour vous, que vous désirez la santé et que vous êtes prêts à faire ce parcours du combattant.

Je vous montre le chemin et j'ai essayé d'en enlever les pierres pour que vous ne risquiez pas de trébucher. Je compte sur vous pour me contacter et me dire quelles sont celles que j'ai oubliées et que vous avez trouvées.

CHAPITRE 1
-
Une thérapie naturelle à faire chez soi

« Quand l'establishment insinue l'idée que le cancer est une fatalité et que sa tri-thérapie (chirurgie, chimio, radiothérapie) est une panacée qui guérit (quand elle ne tue pas), je suis tentée de penser comme Aristote que "les hommes sont devant les idées simples comme les chauve-souris devant la lumière : ils sont aveugles." »
Dr Line Martin

Faire une thérapie alternative chez soi alors que tous vos proches vous poussent dans les bras de la chimio, c'est le parcours du combattant. D'abord moralement, car il faut lutter contre tout le monde, vous ne voulez pas vous mettre votre famille à dos, tout le monde est écorché vif sur le sujet, et votre oncologue va vous menacer de vous soigner malgré vous. Vous risquez de mourir de votre gentillesse et de votre politesse. Sauf si la médecine s'est déclarée impuissante.

Hélène Delafaurie

Le refus de la chimio peut même vous mettre en prison. Walter Last, biochimiste, nutritionniste et thérapeute : « Les parents d'une fillette, Olivia Pilhar, qui avait été traitée par le Dr Hamer, ont écopé d'une peine de prison de huit mois avec sursis pour avoir temporairement refusé la chimiothérapie pour leur fille. On leur avait ensuite retiré la garde de la fillette à qui l'on avait imposé la chimiothérapie contre leur volonté. Cela peut arriver n'importe où dans le monde occidental. En Australie, une mère m'a récemment confié qu'elle ne croyait pas à la chimiothérapie et aurait préféré avoir recours à la médecine naturelle pour sa fille atteinte de leucémie mais qu'elle avait dû accepter la chimiothérapie parce que son médecin traitant avait menacé de la poursuivre en justice si elle refusait. »

Et ensuite il vous faudra encore combattre physiquement car pour mettre en place cette thérapie, ce n'est pas facile. Vous êtes déprimé, fatigué, probablement même dans un état physique lamentable si vous avez fait une chimio. Il va vous falloir faire des prouesses, des recherches, et dépenser de l'argent... mais après tout votre vie vaut bien ça.

Il faut savoir aussi que, comme toute thérapie, il y a des échecs car personne ne fonctionne comme tout le monde. Vous avez votre propre métabolisme et certains fruits et légumes de ce protocole peuvent ne pas vous convenir.

Ces échecs, on les reproche avec virulence aux thérapies alternatives, par contre lorsqu'on meurt d'une trop forte dose de radiothérapie officielle, tout le monde dit amen. « On a fait le maximum possible ! »

Mon ami Gérard est mort il y a quelques semaines de ce maximum : En lui enlevant son cancer de la thyroïde, le chirurgien lui a coupé un nerf facial, donc mon pauvre ami avait tout un côté du visage et la gorge paralysés, ne pouvait plus se nourrir, sauf branché à une machine qui le « gavait » d'une purée infâme injectée directement dans l'estomac dans lequel on lui avait fait un trou pour ce faire; on lui a fait tellement de rayons que cela lui a donné des douleurs intolérables dans l'oreille et que le liquide céphalo-rachidien s'est écoulé derrière son tympan. Il ne pouvait plus avaler, donc je n'ai pas pu lui faire la thérapie Gerson. Mais comme on dit dans mon coin Normand, « Il est tiré de misère ».

Soyons plus optimiste, j'espère que vous aussi vous serez tirés de misère car en bonne santé comme les milliers de patients du Dr. Gerson. Ne vous leurrez pas, ce sera dur... mais la vie, ça se mérite.

CHAPITRE 2
-
Le point de départ de la thérapie Gerson

« *Je vois dans le Dr Gerson un des plus éminents génies de l'histoire de la médecine* »
Dr Schweitzer

Max Gerson est né le 18 octobre 1881 à Wongrowitz en Allemagne. Il a été sauvé du typhus par des décoctions de plantes, de la Centaurée.

Quand sa grand-mère, agricultrice et méfiante, a entendu parler des premiers engrais chimiques, elle a décidé de faire une expérience. Elle a planté des pommes de terre avec engrais chimique d'un côté du chemin, et de l'autre côté, des pommes de terre avec de l'engrais naturel. En ce promenant sur le chemin-frontière, le jeune Max a vu les vers de terre fuir le côté chimique pour aller dans le champ d'à côté.

Visiblement l'amélioration chimique de l'agriculture ne plaisait pas aux habitants de la terre. Il faut nous inclure dedans mais nous avons moins de bon sens que les vers de terre car malheureusement nous restons le plus souvent du côté chimique du chemin et c'est notre métabolisme perturbé qui finit par nous faire prendre conscience du problème.

Devenu médecin, le Dr. Gerson s'en est souvenu, ainsi que de la décoction de plante qui l'avait sauvé de la mort quand il avait le typhus.

Il a commencé sa carrière en 1928 au centre hospitalier de Bielefeld (Allemagne). Puis, à la suite des bouleversements politiques de l'époque d'Hitler, il s'exila à Vienne et fit un passage à Paris avant d'aboutir définitivement aux États-Unis. Il a commencé à soigner la tuberculose osseuse, maladie dont sa fille Charlotte était atteinte lorsqu'elle avait 12 ans. Une maladie considérée comme mortelle à l'époque. Elle a maintenant 91 ans et se porte très bien.

Je laisse le Dr. Gerson parler :

« Mon traitement de la tuberculose consistait en une alimentation sans sel, avec beaucoup de fruits et de légumes : légumes cuits sans addition d'eau, dans une lourde casserole et dans leur propre jus. Je ne voulais pas de casserole en aluminium. Il fallait un couvercle lourd qui s'adapte bien pour empêcher la vapeur de s'échapper. Le reste de la nourriture devait être mangé cru, finement râpé. Les patients devaient aussi boire du jus d'orange, de raisin, de carotte et de pomme.

Ce jus devait être préparé à l'aide d'une machine spéciale – un broyeur et une presse – car j'avais remarqué qu'avec les centrifugeuses, je ne pouvais obtenir la qualité de jus qui guérissait les patients. Petit à petit, je suis arrivé à la conclusion que la partie la plus importante du corps était l'appareil digestif. Dans le traitement de la tuberculose, j'ai pensé que ce qu'il y avait de plus important était que toute la nourriture soit parfaitement digérée, et pour cela, que tous les organes de l'appareil digestif fonctionnent parfaitement pour permettre d'aboutir aux substances ultimes de la transformation, et qu'en même temps tous les déchets, toutes les toxines et les poisons soient obligatoirement éliminés pour que rien ne puisse s'accumuler dans le système. Et il devait en être de même dans toutes les autres maladies dégénératives. Je dois ajouter que jusqu'à aujourd'hui, je suis convaincu que le cancer ne nécessite nullement un traitement « spécifique ».

Dans mes recherches sur la tuberculose, j'ai réalisé que c'était le foie qui avait un rôle important, car il élimine les toxines du corps, il les « travaille » pour qu'elles puissent passer par les conduits biliaires afin d'être éliminés par la bile. En outre, le foie contribue à l'élaboration des sucs digestifs grâce au système nerveux viscéral. Il collabore également avec le pancréas, il l'aide à l'élaboration de la trypsine, de la pepsine, de la lipase, des enzymes digestives. Le foie possède d'autres fonctions importantes, dont l'une est la réactivation des enzymes oxydantes, comme l'a montré Rudolf Schoenheimer. Il faut noter que chez les personnes souffrant de cancer, le niveau de fonctionnement des enzymes oxydantes est très bas. »

Le point de départ de la thérapie Gerson est donc de détoxiquer totalement le corps de ses patients. L'intestin, le foie, les reins, le sang doivent retrouver leur pureté totale et leur bon fonctionnement. Si on nettoie, il ne faut pas polluer au fur à mesure et par conséquent il faut supprimer les médicaments et les antidouleurs. Ce programme est basé sur des jus de fruits et de légumes, une alimentation saine, des modes de cuisson sains également, et des lavement au café pour supprimer la douleur et aider le corps à éliminer les cellules mortes provenant des tumeurs dont il coupe le cou avec l'aide de quelques compléments alimentaires.

Nous avons failli ne jamais pouvoir lire le livre du Dr. Gerson car, pour avoir osé commettre le crime de guérir le cancer à l'encontre de l'establishment médical, on l'a tué.

Quand son premier manuscrit fut presque terminé le Dr Gerson tomba inexplicablement malade. Tout en se soignant pour récupérer sa santé, il découvrit que son manuscrit avait disparu.

Le Dr Gerson renvoya sa secrétaire qui avait été surprise en train de voler ses dossiers. Il fallut une année entière au Dr Gerson pour réécrire le manuscrit sur sa « Thérapie du cancer : 50 cas cliniques ».

Hélène Delafaurie

Après avoir publié son livre, le Dr Gerson tomba à nouveau inexplicablement malade. Avant de mourir il fit des tests qui confirmèrent son empoisonnement à l'arsenic.

Si le Dr Gerson était mort la première fois où il est tombé malade d'empoisonnement, lui et son précieux livre auraient à jamais disparu.

Guérir le cancer est vraiment très mal vu !

CHAPITRE 3
-
L'alimentation actuelle

« On n'est pas malade par hasard ; on n'est pas malade à cause des microbes et des virus qui ne peuvent vivre que dans un milieu où ils trouvent leur nourriture : dans une poubelle ! Mais ce ne sont pas les microbes et les virus qu'il faut tuer, <u>c'est la poubelle qu'il faut nettoyer</u> ! »
Irène Grosjean - Journal d'une transition alimentaire

On s'empoisonne tous les jours en mangeant. Jamais notre époque n'a mieux vérifié le dicton : « On creuse sa tombe avec ses dents ».

1. On mange mal,
2. On mange de la merde camouflée aux additifs et
3. On mange trop.

Des études ont prouvé qu'en diminuant sérieusement l'apport calorique on pouvait tripler la réponse immunitaire du corps, de même qu'en diminuant l'apport en protéines. Les rats qu'on faisait presque mourir de faim avait une durée de vie deux fois plus longue que ceux qu'on nourrissait très bien. En temps de guerre et de privation, la population est peu malade. En plus de manger peu, elle mange non raffiné : le pain noir, le riz complet qui ont plus de vitamines et de minéraux. Ça c'est pour le point trois. Voyons de plus près les deux autres.

Les plus grandes découvertes de l'humanité ont été faites par les paresseux intelligents, c'est bien connu. Celui qui a inventé la roue en avait assez de trimballer de lourdes charges sur son dos et Newton a découvert la gravité parce qu'il faisait la sieste sous un pommier. Vu sous cet angle, la paresse n'est pas un défaut. Mais je ne sais si vous avez remarqué à quel point les pubs appuient sur ce levier pour nous faire acheter n'importe quoi de plus en plus toxique sous prétexte que cela sera plus facile, nous prendra moins de temps, et, pour finir, que nous n'aurons rien à faire. Le marketing joue sur notre paresse.

Certaines innovations sont agréables : un drive

pour faire ses course permet souvent d'économiser de l'argent (on est moins tentés - surtout les enfants - et on peut comparer) et du temps. A condition d'utiliser ce temps et cette possibilité de choix à faire sa cuisine soi-même au lieu de manger des aliments industriels. Et en plus si vous vous y mettez à fond, vous deviendrez bien plus célèbre auprès de vos enfants, de leurs amis (et de vos amis aussi) que Mamy Nova ou Mme Marie.

Le Dr. Zeines, docteur en chirurgie dentaire, expliquait dans une de ses interviews : « La nourriture qu'on voit dans les super marchés a parcouru entre 1000 et 10000 Km, soit une à 2 semaines, avant d'arriver dans nos assiettes. Quelle valeur nutritionnelle peut-on attribuer à une telle nourriture qui a plus de 5 jours ? »

Le Dr. Ian Brighthope, professeur en médecine nutritionnelle et environnementale confirme : *« Les éléments nutritifs se sont dégradés avant d'arriver dans notre assiette. A force de surexploiter les sols; les nutriments finissent pas disparaître et la terre devient un nouveau désert, et c'est un phénomène mondial. De plus nous cuisons notre nourriture ce qui détruit les enzymes qui aident notre corps à digérer et à assimiler nos aliments. L'alimentation devrait donc comporter un maximum d'aliments crus. »*

« J'ai été étonné de voir, pendant les études de médecine, que personne ne s'intéressait au régime alimentaire des patients. À chaque fois que je parlais de nutrition, le sujet était systématiquement écarté. --- Moins de 6% des médecins diplômés aux USA reçoivent une formation en nutrition. --- 26% des patients qui sortent de l'hôpital souffrent de carences alimentaires plus importantes que lorsqu'ils y étaient arrivés. Or 80% des patients hospitalisés ont une condition en rapport avec leur alimentation. »

Et le fait de cuire tous nos aliments pose également problème. Je cite Philippe Day, journaliste d'investigation : « Quand on cuit les aliments, notre corps les reconnait comme des toxines et démarre une <u>leucocytose digestive</u>, c'est-à-dire fabrique des globules blancs pour agir contre ces aliments cuits ingérés, ces toxines. »

Nous sommes des « malnutris » chroniques, et c'est pourquoi nous sommes fatigués en pleine après-midi et que nous tombons fréquemment malades.

Le Dr. Kouchakoff a été le premier à voir que lorsque notre alimentation comporte plus de 51% d'aliments cuits notre corps fait une leucocytose. « Notre système immunitaire est épuisé par ces fausses alarmes et ne peut plus réagir quand nous en avons besoin. Il faut donc absolument que notre alimentation comporte plus de 51% d'aliments crus. »

Charlotte Gerson, la fille du Dr. Max Gerson : « Quand la terre a des carences, ce qui y pousse est affaibli et les plantes sont alors la proie des insectes et des maladies et des champignons. Ensuite on vient pleurer auprès des fabricants de produits chimiques « Nos plantes meurent ! Rien ne pousse ! » et les fabricants sont ravis de leur vendre des engrais et des pesticides, fongicides etc.. Tout ce qu'on peut trouver est une nourriture déficiente et toxique. »

Hélène Delafaurie

Dr. Dan Rogers, médecin naturopathe :

« *Comme un édifice, notre corps ne pourra pas durer 100 ans si on le construit avec de mauvais matériaux. On est toujours ce qu'on mange. Si on mange mauvais, on ne durera pas. ... J'ai vu des gens abandonnés par la médecine officielle, n'en ayant plus que pour quelques mois à vivre, et je les ai vus repartir et rester en bonne santé pendant des années. J'ai vu guérir des cancers, disparaître des tumeurs, des lupus, des scléroses en plaque... C'est ce qui a donné une vrai valeur à ce que je faisais.* »... « *Cela fait 20 ans que je dis que les maladies cardio-vasculaires sont réversibles et que la médecine dit que c'est impossible. Simplement avec une bonne alimentation et des apports en vitamines c'est parfaitement possible.* »

C'est pour toutes ces raisons que les gens se tournent de plus en plus vers les super aliments tels que le Goji, le miel, l'échinacéa, la spiruline (l'aliment le plus riche en protéines du monde et consommé depuis plus de 5 000 ans) ou le jus de noni, le pollen, le durian ou le mangoustan.

Au lieu d'investir dans une voiture chère il est

possible d'investir dans juste un moyen de locomotion basique et nécessaire, et d'acheter de bons aliments pour construire nos enfants. Voyez la génération d'avant guerre : ils ont été nourris avec des produits sains, sans pesticides, fraichement cueillis par des maraîchers qui venaient les vendre à la ville quelques heures après. Tous ces produits n'avaient pas plus de 2 ou 3 jours quand ils arrivaient dans l'assiette. En plus je rajouterais que les hommes (au sens général et sans discrimination) de cette génération n'avaient pas été vaccinés. Ce sont ceux-là qui sont capable de vivre jusqu'à 100 ans. Ce qu'ils mangeaient avait des sels minéraux et des vitamines. Leurs fondations étaient bonnes.

Maintenant avec l'agriculture et les élevages intensifs, impliquant pesticides, fongicides et sols épuisés, et animaux stressés, n'ayant jamais vu le jour, pleins de toxines, d'hormones et d'antibiotiques, plus rien n'est naturel. Les vers de terre ne peuvent même plus fuir de l'autre côté du chemin où c'est hélas pareil.

Si vous voyez certains documentaires sur les

élevages intensifs, vous devenez, végétariens ou vous ne mangez que des volailles élevées en plein air. Pour le poisson, c'est presque pareil : ils sont pleins de mercure et autres produits toxiques, et à cause des perturbateurs endocriniens, certains sont hermaphrodites alors qu'ils ne le devraient pas.

En bref si tous, nous ne demandons que du bio, tout les agriculteurs s'y mettront et le prix baissera. Une petite information au passage : si le cœur des scaroles est jaune pâle, c'est le plus souvent parce qu'on les a vaporisés directement avec un pesticide avant de les cueillir. Cela les a décolorés.

Nos aliments du supermarché n'ont donc plus de nutriments et même si nous mangeons 5 fruits et légumes par jour nous manquons de sels minéraux, d'oligo-éléments et de vitamines. Nos viandes sont pleines d'antibiotiques. Et nos moyens de cuisson, s'ils sont bien pratiques, rendent notre alimentation totalement morte. Certes le micro-ondes fait gagner un temps fou, la cocotte minute aussi, mais nos aliments n'ont plus rien à nous donner de bon pour notre métabolisme. Retour à la cocotte en fonte de grand-mère et au cuit-vapeur chinois en bambou.

De plus nous mangeons ce n'importe quoi à n'importe quelle heure sans nous soucier de savoir si nous avons faim et si notre estomac est vide du précédent repas. Il y a des heures pour manger tel ou tel type d'aliments, il y a des associations à faire ou à ne pas faire, il y a des repas à la va vite, des repas de fast-food (mon neveu a travaillé dans un fast-food quand il était étudiant. Je ne sais pas ce qu'il y a vu exactement, mais depuis il n'y a plus jamais pris un seul repas) ou un plat tout prêt surgelé, passé au micro-onde, mangé sur le pouce, devant la télévision, sans mâcher. Et après cela on s'étonne que notre métabolisme soit fou et crée des tumeurs anarchiques et cancéreuses.

Pour vous montrer la dégradation de votre alimentation, voici l'évolution des qualités nutritives de l'aliment que nous consommons le plus.

Évolution des qualités nutritives d'une pomme de Terre entre 1951 et 1999 (pomme de terre épluchée avant cuisson, 136 g. 100/136 = 0,74)

	Calcium (mg)	Fer (mg)	Vit. A (U.I.)	Vit. C (mg)	Thiamine (mg)	Riboflavine (mg)	Niacine (mg)
1951	11	0,7	20	17	0,11	0,04	1,2
1972	5,74	0,49	0	16,39	0,09	0,03	1,15
1999	7,97	0,3	0	7,25	0,09	0,02	1,74
Évolution	-27,55 %	-57,14 %	-100,00 %	-57,35 %	-18,18 %	-50,00 %	45,00 %
AJR	1g	9-16mg	700µg	110mg	1,5mg	1-2mg	12mg

Vous trouverez mon article sur le Codex Alimentarius ici.

« Je suis convaincu que la terre constitue notre métabolisme EXTERNE. Elle n'est pas si éloignée de nos corps, nous en dépendons. Mais notre nourriture moderne, la nourriture « normale », habituelle, n'est plus normale du tout ! Elle est mise en bouteilles, en conserves, elle est aspergée, empoisonnée, colorée, surgelée, imprégnée d'acides et d'additifs. Nous n'avons plus accès à une nourriture normale, vivante. Notre nourriture et nos boissons sont des matériaux morts, empoisonnés. »

Dr. Max Gerson

CHAPITRE 4
-
Les vitamines et les minéraux

Comme je viens de vous le montrer, les aliments n'en ont plus. Et de plus les médecins ont une certaines tendance à vous dire que ça ne sert à rien. Non seulement ça, mais on a même essayé de nous faire croire que les vitamines étaient dangereuse et qu'il ne fallait surtout pas en prendre trop car on risquait la mort. Le raisonnement est celui-ci : les vitamines font du bien. Si les vitamines font du bien, c'est que ce sont des médicaments. Les médicaments sont dangereux. Donc les vitamines sont dangereuses. Cela s'appelle un syllogisme à conclusion aberrante.

Mon père me disait souvent celui-ci : « Tout ce qui est rare est cher. Or un cheval à bon marché est rare. Donc un cheval à bon marché est cher. »

Dans le même style de raisonnement aberrant de la part de la médecine : les vaccins nous protègent des maladies. Donc tout le monde doit être vacciné. Sinon ceux qui ne le sont pas risquent de contaminer tout le monde et ont un comportement non-citoyen. Conclusion logique : les vaccins ne servent à rien. Ne vous étonnez pas de ma digression, les vaccins sont mon deuxième dada après le cancer.

Les vitamines comme les minéraux, même s'il s'agit de traces infimes, sont absolument nécessaires au bon fonctionnement de nos fonctions métaboliques. On a voulu nous faire croire que les vitamines ont tué 10 personnes en 23 ans (aux U.S.A.). Ces décès ont été attribués à un excès de vitamines. Rien n'a pu être prouvé. Puis-je poser une question bête : le Médiator a provoqué combien de décès et combien de maladies graves en 10 ans ? Des milliers.

Aux États-Unis, le nombre des décès par médicaments sur ordonnance se monte à 106 000 personnes/an. Médicaments prescrits à bon escient et sans erreur médicale, sans over-dose et sans abus, simplement à cause des effets secondaires. En 23 ans cela ferait 2 438 000 personnes, contre 10 personnes mortes à cause, soi-disant, des vitamines. WAOUH, j'ai peur !...

La Thérapie Nutritionnelle du Dr. Gerson

mais pas des vitamines.

Jérôme Burne, journaliste médical et auteur, anglais, nous donne quelques chiffres concernant son pays : « *Le nombre de malades qui meurent en Grande Bretagne des suites de prises de médicaments est d'environ 10 000 personnes/an et à titre comparatif, le nombre des tués sur la route est de 3 500 /an. On s'inquiète beaucoup plus pour les accidents de la route et pas du tout pour les effets secondaires des médicaments. Toujours dans les chiffres, 9 500 personnes meurent d'un cancer de la prostate chaque année.* »

Toujours au sujet des vitamines, Roger Williams, découvreur de la vitamine B5, disait toujours : « *En cas de doute envisagez d'abord une solution nutritionnelle.* »

Des milliers d'articles ont été écrits sur les nutriments et les vitamines et leurs bienfaits. Pourtant ils sont difficiles à trouver. Souvent ces articles sont rejetés par la bibliothèque Nationale de Médecine qui refuse de les cataloguer. Même les bibliothèques sont au service de Big Pharma Maffia car seuls les articles qu'elle a sponsorisés s'y retrouvent.

Quand on apprend qu'on est atteint d'un cancer, on se met à déprimer, même si on clame haut et fort que tout va bien et qu'on va se battre, etc. Alors avant de vous faire prescrire les petites pilules rose, lisez ce qui suit.

Le Dr. Abraham Hoffer était en relation avec le fondateur des Alcooliques Anonymes, Bill William. Ce dernier était en grave dépression et le Dr. Hoffer lui a simplement donné de la niacine ou vitamine B3 à raison de 3 000 mg par jour. Et il a retrouvé la joie de vivre. Il a donc conseillé aux AA de prendre de la vitamine B3 car en tout alcoolique il y a un dépressif qui sommeille. Mais Big Pharma avait déjà infiltré les AA. Le groupe a refusé, préférant prendre des pilules roses.

Or, on le sait de plus en plus, ces anti-dépresseurs poussent au suicide. Les tueurs dans les écoles américaines suivaient généralement ce type de traitement avec anti-dépresseurs. Non seulement on n'en a pas parlé mais quand il y a eu quelques rares articles sur le sujet, les compagnies pharmaceutiques ont farouchement nié de tels

La Thérapie Nutritionnelle du Dr. Gerson

effets secondaires.

Puis quand la molécule du Prozac a été près de tomber dans le domaine public, les fabricants ont décidé de bidouiller le Prozac qui allait pouvoir être copié et ils ont fait un Prozac R. Pour avoir l'autorisation de mise sur le marché, il faut montrer que le nouveau médicament apporte un plus par rapport à l'autre. Le plus était le suivant : « *Certains effets secondaires sont diminués : anxiété, agitation intérieure (akathisie), pensées suicidaires et auto-mutilations.* » Étant donné qu'ils avaient totalement nié ce genre d'effet secondaires de la part du Prozac originel, comment les croire ! La bonne chose c'est qu'enfin ils ont reconnu que leur produit était vraiment dangereux et n'avait rien avoir avec la pilule du bonheur.

Le Dr. Dan Rogers avait une cliente gravement dépressive qui restait toute la journée assise sur une chaise, tournant le dos à la famille et ne parlant pas, s'alimentant à peine. Il a parlé à la famille des possibilités de la vitamine B3, en disant que la dose du Dr. Hoffer pouvait être augmentée dans les cas très graves. Il a donc augmenté les doses jusqu'à 11 000 mg par jour et sa patiente a retrouvé la joie de vivre, a recommencé à s'alimenter et à parler avec tout le monde, à rire à table avec sa famille.

Quand elle est retournée voir son psychiatre, guérie, en lui expliquant comment, il n'a rien trouvé de mieux à dire que *« Vous ne devriez pas prendre toutes ces vitamines cela peut-être dangereux ! »*. Alors elle a arrêté la vitamine B3 et est retournée à sa prostration.

La vitamine B3 est-elle dangereuse ? On a attribué un ou deux décès à cette vitamine au cours de ces 15 dernières années (aux USA). Sur la même période combien de centaines, voir de milliers, de personnes dépressives et suicidaires ont mis fin à leurs jours à cause de leurs pilules roses ? Oui, mais c'étaient des morts sur ordonnance, donc acceptables, n'est-ce pas ?

Deux poignées de noix de cajou vous donnent l'équivalent d'une dose de Prozac telle qu'elle est habituellement prescrite. Et oui, cela va vous faire grossir. Et alors, ne vaut-il pas mieux quelques

La Thérapie Nutritionnelle du Dr. Gerson

kilos en trop plutôt qu'un suicide ?

Dans la déprime, votre cerveau a faim, faim de minéraux et de vitamines qui lui manquent, ou encore il a été empoisonné par des substances nocives - on en est entourés et on nous en injecte de plus en plus, même si la nouvelle campagne de vaccins contre la grippe est « sans adjuvants nocifs » cette année. Ah bon ! Donc l'année dernière et les années précédentes, le vaccin était plein d'adjuvants nocifs !... donc vous nous mentiez comme des arracheurs de dents en prétendant que les vaccins étaient inoffensifs !... No comment !

Il faut savoir qu'il n'est pas anormal d'être déprimé. On a tout le temps de bonnes raisons de l'être. Et la principale c'est de manger des choses insipides (ou pleines d'exhausteur de goût, mortels sur le long terme), sans nutriments de valeur ou pleins d'additifs, et sans plaisir. N'avez-vous pas remarqué qu'après un bon repas, goûtu, gastronomique, on est euphorique ? Pourquoi croyez-vous que sont faits les repas d'affaires à la fin desquels on sort le contrat à signer ?

Hélène Delafaurie

Faites-vous des petits plats sains, pleins de vitamines, avec des produits bio, et vous verrez que cela ira mieux, surtout si vous prenez en plus une bonne dose de vitamine B3 et un CD de rigolo thérapie, des noix de cajou avec un jus de tomate bio pour apéritif pendant que le soufflé monte, osez les recettes de chefs... et vous verrez que bientôt vous aurez en plus suffisamment d'énergie pour aller au cours d'aérobic, à la « muscu », pour monter sur le mur d'escalade, ou pour danser tous les soirs comme moi sur des morceaux choisis qui vous rappellent de bons souvenirs. Enfin moi, pour la danse j'y vais encore doucement mais ma jambe accidentée s'améliore de jour en jour. Bref tout ça c'est en prévention.

Continuons dans les vitamines. Le Dr. Klenner soignait des maladies en 1940 avec des doses massives de vit C. Personne ne voulait le croire ni en parler dans le milieu médical. Il a fallu que Linus Pauling nous fasse un prix Nobel pour qu'on commence à s'y intéresser.

Il suffit du manque d'une vitamine et d'un minéral pour que des milliers de réactions métaboliques ne puissent plus avoir lieu et cela provoque des dizaines de maladies. L'apport d'une seule vitamine peut donc remettre en route beaucoup de réactions et guérir de nombreux problèmes médicaux. Le principe « à chaque médicament sa maladie » ne fonctionne pas. Les vitamines ne font pas le boulot, elles permettent au corps de faire du BON boulot.

Le stress produit de l'adrénaline qui détériore la vitamine C ce qui finit par conduire aux problèmes cardiaques. Alors on va traiter le problème cardiaque mais on ne va pas demander au patient ce qu'il consomme comme aliments pouvant lui apporter de la vitamine C. Le pontage coronarien rapporte plus qu'un tube de vitamine, n'est-ce pas ?

La moitié des décès sur terre est due à des maladies cardio-vasculaires et souvent le premier symptôme en est la mort, en direct et sans prévenir. C'est ce qui est arrivé à mon ami Christian Godefroy, en plein milieu de ses vacances à Miami.

Et pourtant aucun grand ponte ou organisme avec

des milliards de budget de recherche n'est capable de se pencher sur l'alimentation comme pouvant être une cause de cette hécatombe. Pourquoi est-ce que les cardiologues n'y font même pas allusion ? Parce qu'ils ne l'ont pas étudiée (l'alimentation) et puis aussi que cette « thérapie » n'implique aucun médicament et là les labos ont leur mot à dire. Pas de profit donc à éliminer.

« Les maladies chroniques sont exactement les maladies que recherchent les labos pharmaceutiques. Le médicament parfait est d'abord un médicament qui ne guérit pas, que le patient va prendre pendant des années et qui génèrera beaucoup de bénéfices. » ... et d'effets secondaires qui deviendront chroniques et qui obligeront le patient à prendre d'autres médicaments à vie ! La spirale sans fin.

Andrew Saul, Éditeur du Journal de la Médecine Orthomoléculaire (thérapie par la nutrition) : *« Les injections de vitamine C à haute dose permettent de guérir (et non de camoufler un symptôme) le cancer. Il est très difficile de trouver un médecin pour vous en faire (surtout que, en France, il est*

La Thérapie Nutritionnelle du Dr. Gerson

impossible de trouver les ampoules injectables au dosage nécessaire). *Il faut injecter entre 30 000 et 100 000 mg par jour. La vitamine C à ces dosages sélectionne puis empoisonne les cellules cancéreuses. C'est exactement ce que fait la chimiothérapie, mais avec la vitamine C les cellules saines ne sont pas endommagées et le système immunitaire est totalement boosté au lieu d'être détruit, et on ne souffre pas de nausées ou de chutes de cheveux.*

On se demande pourquoi on ne s'en sert pas plus. Et on se dit aussi la phrase classique : si c'était aussi bénéfique, mon médecin serait au courant ! ! On en parlerait à la télé ! Ce serait enseigné en faculté de médecine ! Si c'était enseigné, les sociétés pharmaceutiques tueraient la poule aux œufs d'or. Donc on ne fait surtout pas circuler l'information. Mais si tout le monde exige une thérapie nutritionnelle, les choses peuvent changer. À l'heure actuelle demander à son médecin une thérapie nutritionnelle est comme commander des sushis dans un restaurant italien. Cela n'apparaît pas au menu et ils ne savent pas le faire.

Tout le monde pointe du doigt le système d'accès aux soins médicaux qui est lamentable aux US. Mais que vaut-il mieux : donner à tous l'accès à des soins qui vont les démolir ou leur donner accès à la santé sans dépenser plus que ce qu'on dépense normalement pour vivre ? Je pense que ce qu'il leur faut ce sont des informations et non des médicaments. »

Dr. Ian Brighthope (nom prédestiné : espoir lumineux), Professeur de médecine nutritionnelle et environnementale : « *On a augmenté les doses de vit C jusqu'à 100 000 mg et même 200 000 mg, on est presque arrivé à 1/4 de kilo injecté en 24 h dans le flux sanguin, sans aucun effet secondaire à part la soif et de léger vertiges. Et on nous raconte qu'au dessus de 100 mg par jour on risque d'avoir des calculs rénaux.* »

Au Japon, mon médecin me faisait des perfusions de 500ml d'un cocktail de vitamines. J'y allais dès que je me sentais un peu patraque car je ne pouvais pas me permettre de manquer des cours sinon mon salaire était amputé du cours manqué. Je n'ai pratiquement jamais été malade, si ce n'est de fatigue, vite récupérée par les perfusions.

Il existe des plantes anti-cancéreuses, il existe des plantes anti-vomissements, anti-migraineuses, bref des plantes pour faire passer tous les effets secondaires de la chimiothérapie. Il y a aussi des huiles essentielles pour empêcher la radiothérapie de vous brûler. Si vous les demandez à votre oncologue, il vous regardera avec des yeux ronds. Il ne sait pas que ça existe.

La santé est une question d'information. Le système médecins-hôpitaux-pharmaciens-laboratoires cherche à protéger son mode de vie et non à guérir les patients. Plus il y a de malades, plus il y a de travail, c'est l'essence même de « l'industrie médicale ».

La conclusion est que pour que les choses soient bien faites il vaut mieux les faire soi-même. Il faut chercher, creuser, être prêt à boire beaucoup de jus de légumes bio. Frais les jus, pas en bouteilles même de verre, et même bio.

Le principe de la thérapie de Max Gerson c'est de redonner au corps tout ce dont il a besoin pour faire du BON boulot, de lui permettre de se guérir en totalité, et pas seulement du cancer qui est l'ultime phase des dérèglements du corps.

La thérapie Gerson a des échecs. Sur 100 personnes abandonnées par la médecine officielle qui avait reconnue qu'elle ne pouvait rien faire pour elles, 40 sont reparties sur leurs pieds et pour plusieurs années. On ne parle que des 60 qui sont mortes et qui, de toutes façons, seraient mortes avec ou sans le traitement Gerson.

Pour faire régresser le cancer et autres maladies dégénératives, Il faut un changement de style de vie. C'est moins risqué, c'est moins cher mais cela demande de la discipline et du courage car on y tient à ses mauvaises habitudes. C'est seulement quand la faucheuse pointe son nez que les gens en sont capables, mais avant cela c'est si difficile de les quitter et si facile de retomber dans l'ornière même quand on a réussi à faire des prouesses pour avoir un bon style de vie.

Manger sain est une chose, manger bio est un plus obligatoire. Mais si vous mangez « Gerson », votre corps va relâcher ses toxines et si vous ne voulez pas que votre foie soit submergé, il faut aussi faire en même temps une détox pour l'aider sinon les toxines risquent de sortir par toutes les voies possibles : les poumons, la peau, et provoquer nombres de maux annexes désagréables pouvant aller jusqu'à la mort lorsque vous cherchez à vous débarrasser d'un cancer et des cellules mortes de votre tumeur.

Si vous voulez simplement vous détoxiquer pour vous sentir mieux, le truc le plus simple donné par David Wolfe, expert mondial en crudivorisme et super-aliments, est de boire beaucoup d'eau au réveil. Mais quand il dit beaucoup, c'est beaucoup : Un litre avant de commencer sa journée et de prendre son petit déjeuner. Vous aiderez votre corps à éliminer ses toxines et vous perdrez aussi du poids, rien que du poids inutile, des graisses saturées de toxines.

Si nous changeons notre régime alimentaire pour un meilleure bien-être, une meilleure santé pour nous et notre famille, nous changerons aussi l'agriculture et nous sauverons la terre. Il n'y a pas de meilleur médecin au monde que nous même.

CHAPITRE 5
-
Pourquoi ma tumeur repousse

Quand un patient, qui a été opéré, qui a subi toutes les chimio et traitements, voit son cancer reprendre de la vigueur et demande à son oncologue : « Pourquoi est-ce que la tumeur repousse ? » il lui répond « On ne sait pas quelle est l'origine du cancer ». Alors qu'on le sait maintenant parfaitement depuis 110 ans au moins (j'écris en 2013), depuis que le professeur John Beard a fait sa thèse en 1904 à l'université d'Édimbourg.

Le Dr John Beard est né en 1858 dans le Lancashire, en Angleterre, a terminé ses études secondaires au Collège Owens à Manchester, et suivi une formation de premier cycle en sciences naturelles à l'Université de Londres. Il a obtenu son doctorat à l'Université de Fribourg en Allemagne, en se concentrant sur le développement des organes sensoriels chez les invertébrés et les poissons. Puis sur le développement du placenta chez les mammifères.

La Thérapie Nutritionnelle du Dr. Gerson

Les cellules du placenta s'appellent des trophoblastes. Chaque fois que vous voyez le mot « tropho " ou " trophique " en science, cela signifie qu'il y a un rapport avec l'alimentation. Ces cellules entreprennent de mettre en place le moyen d'approvisionnement alimentaire pour le fœtus.

Pourquoi le placenta ne continue pas à se développer comme le fait un cancer ? Personne ne le savait à l'époque mais John Beard a remarqué que le placenta cesse se développer exactement au moment où le pancréas du bébé commence à produire des enzymes, le 56ème jour de la gestation. Or étant donné que le fœtus est nourri par sa mère, il n'a pas besoin d'enzymes du pancréas pour digérer quoi que ce soit. Si son pancréas en fabrique juste à ce moment là, c'est pour arrêter la prolifération du placenta. Si cela ne se fait pas, le cancer de la grossesse qui en découle est capable de tuer la mère et le bébé très rapidement.

Le Dr. Beard a commencé à se demander si la prolifération des cellules cancéreuses, qui ressemblent exactement à des cellules trophoblastiques - jeunes, vigoureuses, non spécialisées - pourrait également être stoppée par les enzymes du pancréas. En fait, il est même allé plus loin et a spéculé que le cancer se développe à partir de cellules trophoblastiques cachées dans le corps, en provenance de l'utérus, et qui ont été réactivées par le stress et les toxines provoquant un mauvais fonctionnement du métabolisme et des organes. La plupart du temps ces cellules ne se développent pas car elles sont stoppées par les enzymes pancréatiques. Mais lorsque votre pancréas n'en fabrique plus parce qu'il fonctionne mal en raison de votre stress et de vos toxines, la tumeur cancéreuse se développe. Le Dr. Beard a appelé cette hypothèse « La théorie trophoblastique du cancer ».

Bien sûr, il a été traité d'insensé par l'establishment médical. J'ai eu la curiosité de téléphoner à quelques oncologues pour leur demander s'ils connaissaient le Dr. Beard et sa théorie. Rien du tout. Idem dans tous les livres écrits par des oncologues de renom. La thérapie Gerson leur est inconnue également.

La Thérapie Nutritionnelle du Dr. Gerson

Bien que, de son vivant, la communauté scientifique n'ait jamais embrassé ses idées au sujet du cancer - il est mort dans une relative obscurité, en 1924 - , au cours de ces dernières années, la biologie moléculaire et la recherche sur les cellules souches ont confirmé les préceptes fondamentaux du Dr Beard.

Pour lui, la trypsine pancréatique représente le principal moyen de défense de l'organisme contre le cancer. Le Dr. Beard en est venu à cette conclusion à la suite de quelque 20 années de recherche en laboratoire. En dépit de sa documentation et sa réputation sans tache, la grande majorité des spécialistes du cancer a catégoriquement rejeté la thèse de Beard purement et simplement.

Mais pas tout le monde. Un certain nombre de médecins a conclu que Beard avait peut-être raison , et, avec son soutien, a commencé à employer des enzymes pancréatiques injectables dans le traitement de leurs patients diagnostiqués avec un cancer avancé, souvent avec des résultats remarquables tel que rapporté dans la littérature scientifique conventionnelle. Ces succès ont provoqué une réaction encore plus intense contre le traitement, dans un débat houleux qui a duré tout au long de la première décennie du 20ème siècle.

En réponse à ses détracteurs, le Dr. Beard publie en 1911 un livre sur le traitement enzymatique du cancer et sa base scientifique , en soulignant son hypothèse, ses décennies de recherche et les résultats prometteurs et convaincants. Bien que publié par un grand éditeur londonien avec quelques critiques très positives, le livre fut vite oublié par la communauté scientifique et les médias, ces derniers s'intéressant avec enthousiasme à la découverte de Marie Curie comme quoi le rayonnement de Rœntgen était un simple remède non toxique contre le cancer. Il faudra des années avant que les scientifiques ne réalisent que si la radiothérapie avait guéri quelques cancers, elle était aussi très toxique. Marie Curie elle-même est morte en raison de son exposition à l'uranium, mais à ce moment, le Dr. Beard était mort et oublié.

La Thérapie Nutritionnelle du Dr. Gerson

Le Dr. Beard avait cru que les enzymes devaient être injectés, pour empêcher leur destruction par l'acide chlorhydrique de l'estomac. Cependant, des données récentes démontrent que les enzymes protéolytiques pancréatiques ingérés par voie orale sont stables et passent intact dans l'intestin grêle, où ils sont absorbés (Moskvichyov, Komarov and Ivanova, 1986), (cycle entero pancréatique) (Gotze and Rothman, 1975, Liebow and Rothman, 1975).

Dans cette même collection, un autre livre verra le jour concernant le Dr. Kelley qui a été sauvé par la thérapie Gerson et les théories du Dr. Beard et y a fait ses ajouts. Il a eu environ 43 ans de « rémission », puisque c'est le terme employé, et est mort d'une crise cardiaque et non de son cancer du pancréas. Mais nous allons tout de suite parler quand même du Dr. Kelley au sujet de son test.

CHAPITRE 6
-
Comment savoir si on a un cancer

Quand on vous parle de prévention du cancer, il s'agit généralement d'un dépistage précoce qui coûte très cher (1,4 millions d'€ à la sécurité sociale) et qui n'est pas sans danger.

Quand on vous dépiste un cancer, c'est-à-dire quand votre masse tumorale devient visible à la radio, cela veut dire que les premières cellules ont commencé à proliférer il y a 7 ou 8 ans. La question est donc de savoir si, pendant ces 7 ou 8 ans, vous avez un cancer en gestation - après tout puisque le cancer est du placenta le mot me paraît bien choisi - avant qu'on puisse le voir par les moyens classiques. C'est à ce moment-là que nous devons faire le test du Dr. Kelley.

Qui est le Dr. William D. Kelley ? C'est un dentiste, spécialiste en orthodontie. Réponse classique : « Ce n'est pas un oncologue donc il n'a rien à dire ». Mais le Dr. Kelley a vaincu un cancer du pancréas métastasé incurable pour lequel l'oncologue lui donnait six mois à vivre. Donc il a peut-être quelques choses à nous apprendre. Surtout qu'il n'est pas que médecin dentaire, il est aussi docteur en chimie, en physiologie, en biologie et en embryologie, et il a une solide base en nutrition (à titre indicatif, la nutrition dans les livres de médecine est liquidée en une dizaine de pages. Après ça il ne faut pas s'étonner que le « nutritionniste » que j'ai rencontré l'autre jour ne sache pas que le café au lait est un poison pour la santé !).

Je laisse M. Michel Dogna vous décrire le test du Dr. Kelley.

Ceux qui n'ont pas la mémoire trop courte se rappellent des milliers de guérisons qui ont été réalisées grâce aux injections intramusculaires quotidiennes du fameux CARZODELAN jusqu'à ce qu'il soit « confisqué » (trop efficace ?) - et c'était quoi ? Tout simplement de l'extrait pancréatique !

Le raisonnement du Dr. Kelley est le suivant : puisque nos tumeurs cancéreuses sont des restes du placenta de notre naissance, chacun de nous développe au cours de sa vie des dizaines voire des centaines de cancers naissants qui sont avortés par les enzymes du pancréas, si bien que nous ne saurons jamais ce qui s'est passé. Cela bien sûr à condition d'avoir un pancréas en bon état... Il est évident qu'un pancréas surmené par le sucre, la viande, et les graisses saturées, les pesticides, additifs et autres poisons divers de l'alimentation industrielle, perd de sa vigilance. Par exemple, les diabétiques se retrouvent en première ligne de la candidature au cancer.

Alors, il est possible de donner un coup de main au pancréas avec de l'extrait pancréatique.

Mais que faire puisqu'il n'y a plus de Carzodélan ? Eh bien il existe en pharmacie un autre extrait pancréatique, le CREON 25000 UI gastro-résistant qui a l'intérêt sur le Carzodélan de se prendre par voie buccale. Le CREON est gastro-résistant, autrement l'estomac détournerait ce suc pancréatique destiné aux foyers métastasiques de l'organisme, pour ses propres besoins digestifs (c'est pour cela que le Carzodélan était présenté sous forme injectable).

Il existe aussi de l'EUROBIOL 25000 UI, mais il faut préciser au pharmacien que l'on veut du gastro-résistant. Il n'est indiqué nulle part que ces produits sont des adjuvants pour traiter le cancer.

Tout ceci nous amène à la méthode de détection d'un éventuel foyer cancéreux actif

C'est très simple et peu onéreux : la boîte de 100 gélules de CREON vaut environ 22 euros en pharmacie (sans ordonnance) et il vous faudra deux boîtes. EUROBIOL est plus cher : 35 euros environ pour 100 gélules (sans ordonnance également).

Prendre 1 gélule de CREON 25000U ou de EUROBIOL 25000U gastro-résistant à chaque repas et 1 gélule au coucher soit 4 par jour pendant 6 semaines.

1 - Si pendant la cure test vous vous sentez malade, maussade, si vous éprouvez des nausées ou si vous vomissez, si vous avez des poussées de fièvre ou des maux de tête, c'est qu'une tumeur maligne détectable est peut-être présente dans votre organisme.

2 - Si après la cure test vous vous sentez mieux, si votre digestion s'améliore et si vous ressentez

d'avantage d'énergie, c'est qu'il doit s'agir d'une phase pré-cancer. Cela signifie que le pancréas n'a pas la capacité suffisante pour assurer une activité de nettoyage adéquate. Dans pareil cas, une masse tumorale pourrait se développer dans les 2 à 4 ans qui suivent - On conseille alors de prendre 2 ou 3 capsules de pancréatine (CREON) aux repas et au coucher pour le reste de vos jours.

3 - Si, après six semaines du programme, vous ne notez pas de symptômes de toxicité ni l'impression de vous sentir mieux, c'est que votre pancréas produit probablement suffisamment d'enzymes et que vous ne vivez pas les états décrits ci-dessus. Il est alors recommandé de refaire l'auto-test tous les 18 mois.

Si vous êtes dans le cas 1, il faut passer sans tarder à la cure Gerson que le Dr. Kelley a suivie et qui l'a guérie. Si vous êtes dans le cas 2, il faut envisager la prévention par la méthode du Dr. Gernez (encore un livre à écrire !...). Si vous êtes dans le cas 3, alors profitez pleinement de la vie et ne la bousillez pas en mangeant n'importe quoi.

CHAPITRE 7
-
Le cancer : une affaire de gros sous

En 1971, aux USA, ont commencé les campagnes pour rafler de l'argent aux contribuables afin de financer la recherche contre le cancer parce qu'il y avait cette année là 220 000 personnes qui en était mortes. Vingt cinq ans plus tard et 39 Milliards de dollars dépensés, il y a eu 560 000 personnes qui en sont mortes et la population des États-Unis n'a pas doublé pendant cette période. Cherchez l'erreur. Le taux de survie après 5 ans n'a pas changé depuis 40 ans. Le cancer est une industrie à 220 Milliards de dollars par an et si on supprime le cancer, il y aura beaucoup de chômage.

« Homologation d'un nouveau type de traitement contre le cancer du sein ». Tous les mois on lit ce genre d'articles qui font penser que la solution est à portée de main. On vous demande de l'argent pour augmenter la recherche, des milliards d'euros et de dollars ont été dépensés ces dernières années, on vous dit que 80% des femmes qui ont été soignées pour un cancer du sein ont survécu... combien de temps ? 5 ans, mais à la 6ème année les statistiques chutent lamentablement et parfois les patientes meurent quelques mois après la barre fatidique des 5 ans de survie des statistiques... et le cancer est toujours là et les prévisions les plus optimistes à quelques décennies sont que 1 personne sur 3 aura et mourra de cancer.

Ces solutions contre le cancer sont des produits qui donnent eux-mêmes le cancer. C'est écrit sur les emballages dans les précautions à prendre par les personnes qui administrent ces drogues. Voir mon post sur la chimio dans mon blog « médecines-bizarres ». On dit que la tumeur c'est le cancer. C'est faux car si c'était le cas, il suffirait de la retirer et il n'y aurait plus de cancer.

Or elles repoussent parce qu'on n'a pas rectifié le processus métabolique sous-jacent qui fait qu'on crée des tumeurs. Si bien que moins de 30% des patients survivent pendant plus de 5 ans à une chimio ou une radiothérapie. Cela veut dire que 70% des gens en meurent, de la chimio ou de quoi que ce soit qui était censé les sauver. Et après ça on vient exhiber les quelques patients en phase terminale que les thérapies alternatives naturelles n'ont pas pu sauver, et on ne parle jamais des autres, de ceux qui repartent sur leurs pieds après une thérapie nutritionnelle du Dr. Gerson par exemple.

C'est pourquoi ce genre de thérapie alternative pour combattre le cancer est illégale dans la plupart des pays où Big Pharma est maître d'une partie de l'économie. Les seuls traitements légaux sont la chimiothérapie et la radiothérapie. Par conséquent les cliniques qui pratiquent ces thérapies alternatives sont souvent dans des pays nettement plus pauvres mais qui acceptent les thérapies alternatives tels que le Mexique ou la Hongrie.

Vous ne pouvez pas vous payer une clinique à 11 000 dollars pour 2 semaines + le voyage et les frais annexes ? Vous n'êtes pas libre de choisir une thérapie non « orthodoxe » ? Mais vous êtes libre de manger ce que vous voulez. Vous pouvez faire ce genre de thérapie chez vous.

Si tout le monde mangeait des aliments bio et crus pour 51% nous ferions face à une redoutable épidémie de bonne santé. et peut-être une épidémie de maladies graves à la bourse. C'est bien évidemment la maladie des bourses qui prime sur toute autre considération.

Arrêtons d'être des patients patients, arrêtons d'attendre qu'on nous tue ainsi et prenons notre santé en main.

Des jus de fruits et de légumes, une détox profonde à base de lavements au café, des compléments alimentaires, rien de toxique, donc pas de médicaments, pas de jeûne mais une alimentation végétalienne avec une cuisson à l'ancienne, sans cocotte-minute ni micro-onde. Nous serons loin des 11 000 $.

CHAPITRE 8
-
La cure en détails

« *Aucun médecin ne doit dire qu'une maladie est incurable. Parler de la sorte, c'est blasphémer contre Dieu, la nature, et dénigrer le grand architecte de la création. Il n'existe aucune maladie, indépendamment de sa gravité, pour laquelle Dieu n'ait prévu un traitement.* »

Paracelse (16è siècle)

Généralités

Tout est bio bien entendu.

<u>Jus :</u>

13 verres de jus de fruits et légumes par jour, en alternance, 1 toutes les heures. Ils apporte au corps de l'oxygène, de grosses quantités d'enzymes, de vitamines, de minéraux et d'oligo-éléments.

Dr. Norman Walker : « Les jus de fruits frais sont pour la détoxication et les jus de légumes crus et frais pour la reconstruction du corps ».

On ne jeûne pas, on mange aux heures normales c'est-à-dire de préférence quand on a faim.

Légumes :

Ils doivent être mangés crus, râpés ou en salade, ou cuits à l'étouffée, braisés dans leur jus, sans sel.

Pas de conserves ou de surgelés.

Pas de cocotte minute ni de micro-ondes.

Ceux qui sont recommandés : carottes, pois, tomates, blettes, épinards, haricots verts, choux de Bruxelles, artichauts, chou fleur, chou rouge et brocoli, betteraves, céleri, oignon, agrémentés de fines herbes, aneth, persil, ciboulette.

On peut aussi manger des pommes de terre cuites au four, ou bouillies avec leur peau, mais pas frites.

Fruits :

Tous les fruits frais de saison et du coin (s'ils viennent de l'autre côté du globe, on ne peut pas dire qu'ils sont frais) et non surgelés. Cela pose un problème pour faire la cure en hiver.

<u>Le pain :</u>

Il doit être le plus complet possible, sans sel, de préférence de seigle ou d'avoine, et bio. Ce n'est pas très facile à trouver. Si vous avez une machine à pain, le plus simple est de le faire vous même.

Vous pouvez aussi manger des flocons d'avoine au petit-déjeuner.

<u>Les compléments alimentaires :</u>

Ils doivent être non-toxiques (pas de produits chimiques controversés, issus de l'agriculture bio)

<u>Les lavements au café :</u>

Ils sont absolument nécessaires pour aider votre foie et votre corps à éliminer les cellules mortes des tumeurs et les toxines dont votre corps a été rempli par une mauvaise alimentation et une chimio que vous n'avez pas su refuser parce que vous n'aviez jamais entendu parler de la thérapie Gerson. **Si vous faites cette thérapie sans faire les lavements au café, vous risquez le coma hépatique.** L'autre face du lavement au café est qu'il diminue les douleurs liées au cancer si bien qu'en quelques jours le patient n'a absolument plus besoin d'antidouleurs.

<u>Ce qui est interdit :</u>

Le sel, tous les sels : de table, de mer, de céleri, tamari et autre sels de remplacement, et en particulier le sel fluoré (le fluor est très mauvais pour la santé et n'empêche pas les caries);

L'ananas et les baies sont interdits à cause du risque d'allergies. Champignons et concombre car difficiles à digérer. Les graines germées et en particulier les germes de luzerne (alfalfa), et toutes les graines et fruits à coque : noisettes, noix, cacahuètes, noix de cajou, graines de tournesol… elles contiennent trop de protéines et de graisse. Et dans les épices, le poivre noir, le paprika, le basilic et l'origan, le poivre de Cayenne, les piments forts et la moutarde. Ils sont irritants et arrêtent la guérison.

Tout ce qui est fait à partir du soja : tofu, tempeh, miso, tamari, sauce, germes, lait…

Dans les boissons, le thé noir et vert, toutes les

tisanes contenant de la caféine. Le café ne se boit pas dans la thérapie Gerson, quel qu'il soit, caféiné ou non, vrai ou en poudre. On ne l'utilise que pour les lavements. L'eau également : celle du robinet est pleine de toxines, de résidus de médicaments, et les autres sont stockées dans des contenants en plastique. Ça peut être l'occasion d'investir aussi dans un osmoseur pour purifier votre eau. Naturellement tous les sodas pleins de sucre ou d'aspartame sont à éliminer aussi.

Les douceurs aussi sont interdites, enfin celles qui sont fabriquées industriellement : les gâteaux, les bonbons, sont tous remplis d'additifs de toutes les couleurs et de tous les goûts. Mais occasionnellement, si vous les faites vous-même avec des ingrédients autorisés, c'est permis.

Pendant les premiers dix-huit mois de la thérapie, viande, poissons, fruits de mer, œufs, produits laitiers (même de chèvre) sont interdits aussi, y compris le lait de noix de coco. Les autres sources de protéines également, telles que les noix et graines, les algues, le soja et les légumineuses (lentilles, ...) ainsi que l'orge, la spiruline, la chorella,... Ne vous affolez pas, ce n'est pas parce que vous n'aurez pas vos trois produits laitiers par jour que vous manquerez de calcium. Il faut savoir que c'est dans les pays qui ne boivent pas de lait et ne prennent pas de produits laitiers (Asie) qu'il y a le moins d'ostéoporose et que le gagnant de l'ostéoporose est les États-Unis qui est le plus gros consommateur de produits laitiers du monde. Le calcium assimilable se trouve dans les légumes verts,et les carottes. Vous ne risquez pas d'en manquer.

Les poudres à lever pour les gâteaux, les sels d'Epsom (utilisés par le Dr. Clark dans sa cure de détoxication du foie).

Toutes les huiles et aliments qui contiennent des graisses sont aussi interdits : toutes les huiles, surtout hydrogénées, sauf l'huile de lin, beurre et autres produits laitiers, avocats, graisses animales, margarines, substituts de beurre, etc.

Jusqu'à ce que vous soyez totalement guéri, les aliments tout préparés et pratiques sont à prohiber. Vous pourrez les utiliser en tant que « dépannage » par la suite et exceptionnellement.

La Thérapie Nutritionnelle du Dr. Gerson

On y inclut les surgelés, les aliments en boîte ou en bouteille, et la nourriture de restaurants car on ne sait vraiment pas ce qu'il y a dedans, même chez ceux qui prétendent au « tout fait maison ». De nombreux documentaires sont là pour nous prouver le contraire en allant fouiner dans leurs poubelles.

Et enfin le fluor et tous ses composés. Il va falloir changer votre pâte dentifrice et votre gargarisme. Mais vous en avez aussi dans vos produits de salle de bain, votre teinture à cheveux, le produit à permanente, le rouge à lèvres...

Suppression évidemment du tabac et de l'alcool.

Quand on lit tout ça et ce que la thérapie Gerson va vous obliger à faire, vous risquez de vous décourager et de vous dire que, après tout, votre condition n'est pas désespérée, que vous n'en êtes qu'au stade II et que vous pouvez ne faire ce régime que partiellement. Surtout qu'en plus toute votre famille va vous dire que vous les embêtez sacrément avec tous vos légumes qui squattent le frigidaire. Un seul conseil : tenez bon et faites ce régime à fond. Et profitez-en pour faire découvrir quelques plats sains à votre famille qui finira peut-être par adopter une meilleure hygiène alimentaire et éviter le cancer qui les guette.

N'y changez rien même si votre médecin vous dit que vous allez être carencé (les compléments alimentaires sont là pour justement éviter ça) et que vous devriez au moins manger telle ou telle chose. D'abord la plupart n'y connaissent rien en nutrition et d'autre part, cette thérapie fonctionne telle qu'elle est prescrite, il ne faut rien modifier.

Passons maintenant à la thérapie en détails.

Les Jus

Il y a 3 types de jus. On les prend les uns après les autres, 4 fois chacun dans la journée, un par heure + un jus de légume verts pour finir au moment du dîner.

Vous pouvez avoir une réaction d'intolérance. Dans ce cas, il faut y aller plus doucement, le temps que votre corps s'habitue.

Un verre doit faire 8 oz c'est-à-dire 240 ml x 13 =

plus de 3 litres de liquide dans la journée. Vous irez souvent aux toilettes.

1- Le jus de légumes verts : il est nettement plus compliqué que les autres.

Ingrédients : quelques feuilles de laitue, ou romaine, ou endives, feuilles de scarole, jeunes feuilles de betteraves, 5 ou 6 feuilles de cresson, 2 ou 3 feuilles de chou rouge, la partie verte des blettes, 1/4 de poivron vert, une pomme granny smith.

À CONSOMMER TOUT DE SUITE APRÈS FABRICATION

2- jus frais de pomme-carotte

3- jus frais d'orange, de pomme ou de pamplemousse.

Ceux-là vous pouvez les préparer le matin et les consommer pendant la journée, ou emporter un jus dans une Thermos pour aller faire une promenade ou des courses.

Ils doivent être faits avec un extracteur de jus spécial. Vous trouverez les adresses des vendeurs dans les annexes en fin de livre.

Les Repas

Végétaliens, rien que des fruits et des légumes, avec au moins la moitié sous forme crue.

Pas de sel. Il serait peut-être bon d'investir aussi dans le four à basse température qui permet de cuire à 100° les légumes (et beaucoup d'autres choses, mais là, c'est ce qui nous intérese) dans 3 cuillerées à soupes d'eau, avec quelques épices... et sans sel, et franchement, on ne s'en aperçoit pas. (Omni cuiseur vitalité par exemple. J'en ai un et je vous avoue que ce qu'on y fait est délicieux, sans sel et sans graisse.)

Vous n'avez pas la possibilité d'investir dans ce four ? alors vous pouvez cuire vos aliments sur le gaz au minimum, avec une plaque diffuseur de chaleur, ou dans un plat en Pyrex avec couvercle

La Thérapie Nutritionnelle du Dr. Gerson

dans le four à chaleur minimum.

Éliminez de votre vie le micro-onde et la cocotte minute. La nourriture qui en sort est « morte » et ne vous apporte rien.

La cuisson est complète, et surtout pas « al dente » comme le préconisent beaucoup de nutritionnistes, de façon à ce que les légumes soient tendres, faciles à mâcher et à digérer. En effet les personnes atteintes de cancer doivent garder toutes leur énergie pour se guérir et non pour digérer. Et tous les jus de fruits et légumes que vous buvez vous apportent suffisamment d'enzymes et de vitamines pour que vous n'ayez pas besoin d'en chercher ailleurs. Et n'oubliez pas que ces aliments sont des « médicaments » pas un concours de gastronomie.

Si beaucoup de d'aliments sont interdits, il en reste encore pas mal :

Légumes : Artichauts, asperges, aubergines, betteraves, blettes, brocolis, carottes, céleri rave ou en branches, chou frisé, chou rouge (peu), chou fleur, courgettes, cresson, endives, haricots verts, melon, oignons, patates douces (une fois par semaine), poireaux, poivrons rouges ou verts, pommes de terre, radis sans les fanes, riz brun ou riz sauvage (une fois par semaine), salade (laitue, roquette, romaine, scarole, chicorée), tomates. Épices : ail, anis, ciboulette, laurier, coriandre, aneth, fenouil, marjolaine, romarin, sauge, safran, estragon thym, sarriette, oseille, persil, coriandre. Vous pouvez ajouter en grandes quantité si vous les supportez de l'ail (une à deux gousses par jour) , de l'oignon, de la ciboulette, du persil pour donner du goût.

Pour faire l'assaisonnement : vinaigre de cidre ou de vin, jus de citron, huile de lin, ou sauce verte ou autres, voir dans les recettes.

Fruits : Abricots, cerises citron, groseilles, mandarines, mangues, oranges, pamplemousses, pommes, pêches, poires, prunes, raisins, banane, 1/2 seulement par semaine, et les fruits secs : raisins, pêches, abricots, prunes, dattes, figues, trempés ou cuits en compote. Beaucoup de ces fruits sont plus digestes si vous les faites en compote.

Sucre : pour sucrer votre tisane, du miel, une à deux cuillerées par jour, ou du sucre de canne bio non raffiné.

Les produits laitiers sont à bannir, pendant les 18 premiers mois de la thérapie. Mais on peut faire quelques exceptions comme par exemple utiliser un yogourt à 0% pour faire une sauce à salade, et un soupçon de beurre de baratte dans vos légumes.

Les glaces sont à prohiber totalement. « C'est du poison pour les enfants, » disait le Dr. Gerson.

Vous pouvez prendre l'un de vos 13 jus de fruits pendant vos repas. Ces 13 jus de fruits vous font suffisamment de liquide pour que vous n'ayez pas besoin de boire de l'eau. Si jamais vous éprouviez le besoin de boire quelque chose d'autre pour vous changer le goût dans la bouche, prenez une tisane à la menthe ou à la camomille, à la fleur d'oranger ou au tilleul si vous en avez besoin pour dormir.

Le soir vous pouvez aussi prendre la soupe d'Hippocrate (voir le chapitre « les recettes ») pour aider à nettoyer les reins qui ont aussi un grand rôle à jouer dans cette thérapie. Et au petit déjeuner, des flocons d'avoine.

À ne manger que des légumes et des fruits vous risquez d'avoir des petits creux. N'hésitez pas à reprendre une portion de légumes ou à mettre un en-cas (une petite compote par exemple, ou un fruit) sur votre table de nuit, si jamais la faim vous réveille.

À titre indicatif, il va vous falloir environ 9 kg de fruits et légumes tous les jours. Impossible à manger en solide, mais vous les consommez pour une grande partie sous forme de jus. C'est aussi pour cela que l'Institut Gerson pense que vous devriez acheter un frigidaire spécialement dédié à vos fruits et légumes, que vous puissiez en acheter 18 kg d'un coup et ne faire vos courses que tous les deux jours.

Votre marchand va vous adorer.

La Thérapie Nutritionnelle du Dr. Gerson

CHAPITRE 9
-
Quelques recettes

« *Si on creuse sa tombe avec ses dents, on peut aussi construire sa santé avec sa fourchette* »

Anonyme

Rappel : càc = cuillerée à café; càs = cuillerée à soupe.

Le pain de seigle : sans sel.

Vous aurez du mal à en trouver chez votre boulanger habituel. Faire son pain « vos beaux bras blancs dans la farine... », c'est presque retourner à l'antiquité. Mais vous en éprouverez une satisfaction immense.

Ingrédients :

- 1 Kg de farine de seigle bio
- 500 g de farine de blé complète (type 130 ou 150)
- 125 g de mélasse bio

- 2 càc de levure sèche de boulanger ou de levain bio
- 50 à 75 cl d'eau de source tiède

Diluer la levure dans un peu d'eau tiède et mélanger tous les ingrédients, puis pétrir la pâte jusqu'à ce qu'elle soit bien souple et claque contre la table quand vous la tapez dessus. Laisser le pâton reposer une heure couvert d'une serviette ou d'un torchon humide propre dans un endroit tiède.

Recommencez à pétrir la pâte rapidement, faites-en une boule et laisser reposer encore pendant une heure. Faites chauffer le four à 250° et enfournez pendant environ une heure. Le pain cuit doit sonner creux si vous le tapez avec votre index recourbé.

Vous avez droit à 1 à 2 tranches de ce pain par jour.

Vous pouvez congeler ce pain (en tranches pour que cela soit plus pratique pour l'utilisation).

Il est possible de faire beaucoup d'autres pains avec de la farine de seigle et d'avoine, de seigle et de la farine de courge, de graines diverses; avec aussi des levains différents pour faire du pain noir à la russe. Vous devriez pouvoir trouver ce genre de recettes sur internet si vous le voulez vraiment. Vous savez ce qui est interdit pour vous et que vous devez éliminer de la recette.

Le Pain Essène

Si vous avez vraiment besoin de vous occuper vous pouvez faire du pain Essène qui nous vient des Esséniens et qui est à base de graines germées (autorisées dans le cadre de ce pain). La recette a 2 000 ans ou plus. On peut penser qu'elle a fait ses preuves.

<u>La 1er étape :</u> la germination des graines.

On choisit une céréale pour la faire germer. On peut choisir toutes les céréales, qu'elles soient avec ou sans gluten : blé, sarrasin, seigle, orge, épeautre, riz complet…).

Mettez à tremper votre céréale dans un petit saladier pendant 12 heures. A l'issue des 12 heures, rincez-les soigneusement, et mettez-les dans un germoir. Laissez-les germer durant 2 à 3 jours (le temps variant en fonction de la température de la pièce, ainsi que de la céréale choisie). Chaque soir, veillez à bien les rincer sous un filet d'eau afin d'éviter qu'elles ne pourrissent, et de continuer à entretenir leur germination. La graine est prête lorsque le petit germe blanc a pointé le bout de son nez. Attention : il ne faut pas que le germe verdisse : il sera trop tard (la petite graine est devenue « grande », et commence à se transformer en une future pousse).

<u>La 2ème étape :</u> la préparation de la pâte.

On peut réaliser des pains essènes natures, mais on peut aussi opter pour des pains essènes originaux en les agrémentant de mille petits délices et ajouts supplémentaires…Je conseille de commencer par des pains natures : ainsi, si on rencontre un problème lors de sa fabrication, on pourra plus aisément voir à quel moment on a commis un petit dérapage. Et, une fois que l'on a pris le coup de main, on pourra s'amuser à créer des pains originaux.

<u>Pain naturel</u> : ingrédient : une portion de céréales germées, et pas de sel. Vous les passez au mixer. Pour faciliter le mixage, on peut donc y rajouter 1 à 3 cuillères à soupe d'eau de source ou d'une huile végétale biologique, un peu d'huile de lin par exemple.

<u>Pain original</u> : Une fois que l'on a pris le coup de main, on peut s'amuser à créer des pains originaux en les agrémentant d'épices, de fruits séchés, de légumes séchés, d'aromates... Laissez libre cours à votre imagination gourmande !

- les aromates (basilic, thym...)les épices (curry, piment doux,...)
- les oléagineux (sésame, tournesol, courge, lin...)
- les tomates séchés, des câpres...

En pain sucré, on pourra les enrichir de :

- d'épices (cannelle, vanille)

- de micro-algues (chorella, spiruline - si vous avez droit aux protéines- ou klamath)

- des fruits séchés (datte, raisin sec, figue)

- des fruits frais peu aqueux comme de la banane, de la pomme râpée

- des oléagineux (noisette, amande, noix) sous leur forme entière, concassé, en poudre...

Trucs & astuces :

Pour mieux lier la pâte, on peut ajouter 1 à 2 cuillères à soupe de graines de chia ou de lin (les graines de chia s'oxydent moins rapidement que le lin, et sont donc à privilégier).

On peut les mixer avant de les incorporer, ou les laisser entières : c'est simplement une question de goût, et d'esthétisme.

Il faut veiller à bien rincer et égoutter nos céréales germées avant de les mixer. Si on ne les égoutte pas suffisamment, le mélange sera certes plus facile à mixer (la présence de l'eau aidant), mais la texture sera trop liquide pour former nos petits pains.

Façonnez des pains de petite taille (maximum 10 cm), qu'ils soient rond, rectangulaire ou carré, peu importe : en étant trop grand, le milieu de notre pain essène ne sera pas déshydraté convenablement, alors que l'extérieur sera déjà prêt.

Et les proportions ? Il n'y a pas de règle, mais voici un exemple type d'un mélange qui permet une pâte qui ne colle pas aux doigts, et donne une texture moelleuse : 300g de céréales germées + 1 à 3 càs d'oléagineux mixés + 30 à 50g de légumes ou fruits séchés.

La 3ème étape : le broyage / mixage

Pour réaliser son pain nature, il suffit de mettre tous les ingrédients dans notre mixeur, et de mixer jusqu'à ce que l'on obtienne un mélange homogène. Idéalement, il ne doit plus rester de céréales entières, car leur texture sera peu agréable en bouche une fois notre pain déshydraté. Pour réaliser nos pains originaux : mixez d'abord les céréales germées jusqu'à obtenir un mélange homogène. Rajoutez ensuite vos autres ingrédients, et remixez à nouveau.

Il faut faire attention de ne pas mixer trop longtemps afin de ne pas surchauffer la pâte.

Astuce : faites des petites pauses (profitez-en pour ouvrir votre mixeur, et mieux répartir la pâte), et n'oubliez pas que vous pouvez rajouter quelques cuillères à soupe d'eau ou d'huile végétale : cela facilitera le broyage.

La 4ème étape : le séchage / déshydratation

La germination des graines a permis l'augmentation des nutriments (vitamines, minéraux, enzymes...) des céréales choisies : ces petites graines sont donc devenues des mini-bombes de Vie & d'Énergie... il serait bien dommage de les faire cuire au four, car la très grande majorité des nutriments seraient alors détruits. On va donc opter pour une température la plus douce possible. Pour réaliser cette étape à une température respectueuse des nutriments, les déshydrateurs sont nos alliés ! Les déshydrateurs sont des espèces de mini-four dont on peut programmer la température au degrés près, et dont le thermostat commence à des températures très faibles (30°C). Sur le marché, il en existe plusieurs : Sedona, Excalibur…

Confection de nos petits pains

À la main, prenez des petits portions de pâte, et modelez-les. Pour éviter que la pâte ne vous colle trop aux doigts, une petite astuce consiste à humidifier vos mains avant de vos emparer de votre premier morceau de pâte ! Pour leur taille, c'est comme vous le souhaitez : vous pouvez réaliser des petits pains de la taille d'une demi-paume de main à des plus gros pains de 15 ou 20 cm de long. Gardons en tête que plus notre pain sera grand, gros et épais / haut, plus il mettra de temps à être déshydraté. Il est donc préférable d'opter pour une épaisseur ne dépassant pas 3 cm de haut.

Déshydratation

Si vous avez un déshydrateur : placez vos pains sur

vos plateaux, et mettez-les à déshydrater. La taille de vos pains influera directement sur son temps optimal de déshydratation : plus vos pains seront épais, plus cette étape sera longue. On peut donc y aller à tâtons : un pain d'environ 1 centimètre d'épaisseur sera prêt en environ 18 heures à 42°C. Pour des pains plus épais (de 3 centimètres), le temps sera plus long. Petite astuce : notre pain est prêt lorsque la croûte n'est plus collante (signe d'humidité). Sa croûte ne doit pas être craquelée non plus (signe qu'il est trop séché). Si vous n'avez pas de déshydrateur, optez pour utiliser un four.

Ce procédé détruira certes une partie des nutriments des céréales, mais consommer ce type de pain reste toutefois intéressant, car sous leur forme germées, les céréales sont ainsi plus digestes pour notre organisme. Faites cuire vos pains à la température la plus basse de votre four jusqu'à ce qu'ils soient cuits (le temps dépendra également de la taille de vos pains, et de la température de votre four).

(Recette donnée par Mély sur son site « le chaudron pastel », un site rempli d'idées et

La Thérapie Nutritionnelle du Dr. Gerson

d'explications rendant la cuisine facile. Les indications dans le livre de Charlotte Gerson étaient nettement plus vagues.)

À mon avis, si vous vous mettez à la fabrication de votre pain, vous serez tellement occupé que vous ne penserez presque plus à vos problèmes. Du point de vue mental, vous prenez vraiment votre santé en main, et c'est très bon pour vous.

La soupe d'Hippocrate :

Inventée, si j'ose dire, par le médecin grec qui est à la base de la médecine, non pas moderne puisque son grand principe était « d'abord, ne pas nuire. », ce qui n'est pas le cas de la médecine actuelle.

<u>Ingrédients</u> : 1 petit céleri rave, ou si ce n'est pas de saison, 3 ou 4 branches de céleri; 1 cuillerée à soupe de persil; 1 livre et demi de tomates (ou plus en été si vous le désirez); 2 oignons moyens; 2 petits poireaux, ou rajouter un oignon si ce n'est pas la saison des poireaux; 3 ou 4 gousses d'ail écrasées pour fluidifier le sang et faire baisser l'hypertension; 1 livre de pommes de terre.

Nettoyer les légumes (prévoyez une petite brosse

à cet effet) mais ne pas peler ceux qui ont une peau. Couper tout en petits morceaux. Couvrir d'eau et faire mijoter à feu très bas pendant 2 h. Passer au mixer.

À manger en entrée à midi et/ou le soir. Redimensionnez les quantités en fonction de votre appétit car elle ne peut pas se conserver au réfrigérateur plus de 2 jours. Toute la famille peut en manger.

<u>Le petit-déjeuner :</u>

Les flocons d'avoine : c'est très américain mais vous pouvez essayer de vous y mettre car c'est très bon pour la santé. À sucrer légèrement avec du sirop d'érable ou, mieux encore, de la molasse noire (encore un livre à écrire sur les bienfaits de la molasse noire). C'est un bon apport du complexe vitamines B et cela tapisse bien votre intestin pour supporter les jus de fruits.

Vous pouvez aussi manger quelques fruits frais ou secs. Une tranche de pain de seigle sans sel avec un peu de compote.

La Thérapie Nutritionnelle du Dr. Gerson

Quantités pour les jus :

Pour 240 ml de jus de carotte : en général 3 carottes et une pomme verte (granny smith).

Pour 240 ml de jus d'orange : autant qu'il vous en faut pour le volume désiré, à préparer avec un presse-citron en verre, à la main, mais surtout pas dans un presse-fruits qui presse aussi la peau. Il y a dans la peau des huiles essentielles qui ne conviendraient pas.

Pour les jus de pomme : étant donné que les fruits ne contiennent pas tous la même quantité de jus, c'est à vous de voir combien il faut de pommes pour un jus de 240 ml.

Les sauces pour accompagner salades et légumes :

Vous allez manger beaucoup de légumes crus en salade ou cuits sans sel. Pour ne pas tourner chèvre ou ruminant, il faut donner du goût à votre alimentation. Voici quelques recettes concoctées par des spécialistes de la thérapie Gerson. J'en ai rajouté quelques unes à moi. Pour certaines recettes les quantités me semblent assez importantes. Là aussi, redimentionnez les quantités ou faite goûter à votre famille.

càc = cuillerée à café   càs = cuillerée à soupe

Sauce 1 :

- 240 ml de babeurre non fermenté (le babeurre c'est ce qui reste dans la baratte après qu'on ait fait le beurre); difficile à trouver chez nous.
- 120 ml de yogourt sans matières grasses;
- 1/4 de cuillère à café poudre de raifort;
- 2 càc de miel liquide;
- 1 càc de vinaigre de cidre bio
- 1 pincée d'aneth ou d'estragon selon votre goût.

Passez tout au mixer. Peut se conserver dans un récipient en verre pendant 48h au frigidaire.

La Thérapie Nutritionnelle du Dr. Gerson

Sauce 2 :

- 1 càc de vinaigre de vin ou de jus de citron;
- 1 càc de sucre roux;
- 2 càc d'eau;
- 1 petit oignon coupé finement;
- 1 gousse d'ail;
- 1 pincée d'herbes autorisées selon votre goût.

Mélangez le tout à la fourchette et mettez sur la salade.

Sauce 3 :

- 560 ml de vinaigre de cidre;
- 1 càc de sucre roux;
- 150 ml d'eau;

Mélanger puis rajouter et laisser infuser dedans estragon, une feuille de laurier, échalote finement hachée et deux gousses d'ail écrasées. Cette sauce se conserve longtemps au frigidaire, dans une petite bouteille en verre bien bouchée.

Sauce 4 :

- 60 ml de vinaigre de cidre;
- 120 ml de jus d'orange;
- 60 ml d'eau;
- 1/2 oignon vert;
- 1 càc d'aneth séché;
- 1/8 de poivron rouge. Mixer.

Sauce 5 :

- 3 tomates,
- 1 petit oignon,
- 1 poivron vert,
- 1 càc d'aneth,
- 1 gousse d'ail écrasée.

Plongez les tomates dans l'eau bouillante une minute et pelez les. Faites cuire le tout avec quelques càs d'eau et mixez.

La Thérapie Nutritionnelle du Dr. Gerson

Sauce 6 :

- 1 poivron rouge épépiné et coupé en 4
- 1 oignon haché
- 2 tomates sans peau épépinées et en petits morceaux
- 1 gousse d'ail écrasée
- 6 càs d'eau

Faites cuire tous les ingrédients dans l'eau pendant 20 mn. et mixez.

Sauce 7= Ketchup spécial

- 3 tomates;
- 1/2 gousse d'ail,
- 1/2 oignon
- 1càs de vinaigre de vin ou de cidre
- 1/4 de càc d'aneth
- 125 gr de sucre brun

Faire bouillir le tout jusqu'à ce que tous les ingrédients soient fondants et passez au mixer.

Toujours conserver les sauces dans des récipients

en verre, fermés, au frigidaire et pas plus de 2 jours.

Il y a aussi des sauce à l'artichaut, au céleri rave, au brocoli, mais il faut d'abord faire cuire les éléments principaux pendant une heure, puis les éplucher et les écraser dans un peu de yogourt, de vinaigre de cidre ou de jus de citron, ajouter les herbes, bref un peu long à faire. Mais si vous avez besoin de vous occuper vous pouvez être inventive.

Vous avez la flemme de concocter ces sauces ? Vous pouvez aussi faire tout simplement une vinaigrette avec du vinaigre de cidre et un peu d'huile de lin et quelques herbes ou échalote.

Toutes ces sauces accompagneront des salades diverses composées de fenouil cru, de chou fleur cru, de bâtonnets de carottes ou de céleri, de feuilles de salade, de tomates, avec quelques rondelles d'oignon rouge; salade de pommes de terre tièdes et oignon, ou échalotes, un peu de céleri en branches, un morceau de poivron vert... Vous pouvez aussi faire une salade de riz complet avec plein de légumes crus coupés en petits morceaux : tomates, poivrons verts, céleri en branche, courgette et une sauce à l'ail et aux fines herbes. Ou encore une mono salade toute simple de betteraves ou d'endives.

Les légumes :

La cuisson se fait toujours à l'étouffée, braisée, mijotée, avec éventuellement un peu d'eau ou de bouillon, à très basse température. Il faut donc que votre récipient ait un couvercle qui ferme bien.

Artichauts :

Couper le haut des feuilles et bien rincer le centre. Mettez 5 cm d'eau dans le fond de la cocotte et mettez à bouillir. Ajouter les artichauts, baisser la flamme, couvrez et laissez frémir pendant une heure. L'artichaut est cuit quand vous pouvez arracher une feuille facilement. Servez avec une des sauces à salade selon votre goût.

Broccoli :

1 - Faites-les cuire dans une casserole qui va au

four (180°), avec un oignon et un peu de bouillon de légumes pendant une à deux heures. Accompagnez-les de sauce tomate.

2 - Deux têtes de brocoli, 4 à 6 gousses d'ail, 1/2 oignon émincé, 1 càc d'aneth, 60 ml de bouillon. Lavez et pelez les tiges. Mettez l'oignon et l'ail dans une cocotte, et faites cuire jusqu'à ce que les oignons deviennent transparents. Ajoutez tout le reste et faites cuire à feu très doux jusqu'à ce que les brocolis soient tendres.

<u>Haricots verts :</u>

Épluchez, lavez et coupez les haricots verts. Mettez les à cuire à feu doux avec un oignon émincé et une gousse d'ail hachée. Ajoutez 2 c. à soupe de bouillon fermez bien et laissez cuire pendant 45 mn environ. Rajoutez un poivron rouge en lanières 25 mn avant la fin de la cuisson. Servez après avoir saupoudré d'aneth frais ou séché.

La Thérapie Nutritionnelle du Dr. Gerson

Chou fleur :

Lavez et détaillez le chou fleur en petits bouquets, ajoutez 2-3 tomates en petits morceaux et laissez cuire pendant 45 mn environ.

Carottes au miel :

Lavez les carottes mais ne les pelez pas et coupez-les en rondelles. Cuisez-les à l'étouffée dans un peu de bouillon jusqu'à ce quelles soient tendres. 5-10 mn avant la fin de la cuisson, ajoutez une demi cuillerée à café de miel d'acacia.

Feuilles de bette farcies :

(baptisé « rouleau de printemps normand » par mon neveu qui voulait absolument y rajouter une béchamel épaisse avec du jambon, mais ça, c'est interdit) Lavez les feuilles de bette; Cuisez ensemble 6 pommes de terre moyennes et 1/2 oignon émincé; dans une autre casserole, cuire les carottes lavées, non-pelées, coupées en rondelles et l'ail; avec un peu de bouillon dans tout ça; les mettre en purée séparément puis les mélanger; Mettez les feuilles de bettes dans de l'eau très chaude mais ne les cuisez pas trop; Enlevez la tige du milieu, placez la purée et faites un rouleau bien serré, placez-les sur un plat et servez avec une sauce tomate. Vous pouvez les servir avec du riz complet.

Maïs :

Vous pouvez cuire les épis de maïs en papillotes au four pendant une heure, ou dans l'eau bouillante pendant 7 minutes. Vous pouvez aussi cuire le maïs avec 2 tiges de céleri, 2 carottes et 2 courgettes, tout coupé en petits morceaux. Cuire dans un récipient qui va au four à 100° pendant 1 heure. Il est aussi possible de cuire les épis de maïs au four puis en fin de cuisson, jetez le jus du maïs et remplacez-le par du jus d'orange.

Haricots à l'aneth :

3 grosses poignées de haricots, 120 gr d'oignon émincé en anneaux, 1/2 càc d'aneth séchés, 2 càc de jus de citron, mettre tout dans une casserole et faire cuire à feu très doux jusqu'à ce qu'ils soient tendres.

La Thérapie Nutritionnelle du Dr. Gerson

Chou :

1 pincée de marjolaine, 1 feuille de sauge émiettée, 3-4 càc de vinaigre de cidre, 1 grosse tomate, 1 oignon coupé en cubes et 1/2 chou vert ou blanc. Coupez le chou en lanières, la tomate en cubes, ajoutez tous les ingrédients et faites cuire à feu très doux pendant une heure à couvercle bien fermé. Ne pas ajouter d'eau.

Aubergines :

Dans un plat allant au four, mettez un peu de bouillon de légumes, et en couches, un oignon émincé, une aubergines en rondelles, 2 tomates sans peau et coupées en rondelles. Couvrez et mettez au four pour 2 heures à basse température.

Roulades d'aubergines :

Coupez les aubergines en tranches d'un demi centimètre d'épaisseur, étalez-les dans un plat allant au four et faites les cuire à moitié pour les attendrir. Pendant ce temps, mélangez du fromage blanc ou du « cottage cheese », 0% de matières grasse, avec une tomate épépinée et sans peau, écrasée en purée, et de la coriandre ou du persil. Tartinez les tranches d'aubergine avec un peu de mélange, roulez-les et faites tenir avec un cure-dent. Mettez au four et cuisez 15 à 20 mn. Servez avec la sauce 5.

Ratatouille :

Ça, vous pouvez le faire pour toute la famille. Simplement vous ne mettez pas d'huile pour faire revenir les oignons et vous faites cuire à tout petit petit feu.

Fenouil :

Coupez les fenouils bien lavés en deux après avoir enlevé toutes les tiges et feuilles. Placez les face coupée en l'air. Recouvrez chaque face d'une tranche de tomate et d'ail coupé en fines tranches. Couvrez et cuisez au four à 120° pendant 2 heures. Vous pouvez les servir avec des pommes de terre bouillies, une salade ou des haricots verts.

Poivrons verts farcis :

1 gros poivron, 1 petite courgettes, 100 g de fromage blanc en faisselle à 0 % de MG, 1/2

échalote, 1 gousse d'ail, 1 c. à soupe de persil frais haché. Coupez le chapeau du poivron, épépinez-le et enlevez les membranes blanches, hachez finement échalote et gousse d'ail, coupez les bouts de la courgette et râpez-la; mettez ail, échalote et courgette à cuire à feu doux dans un peu de bouillon pendant 15 mn à petit feu; préchauffez le four à 150°; mélangez tous les ingrédients dans un saladier et garnissez le poivron, remettez le chapeau et mettez au four pendant 1h.

Purée de pommes de terre :

Pelez et coupez les pommes de terre en petits cubes; Mettez-les dans une casserole avec un petit oignon et cuire à eau frémissante jusqu'à ce qu'il n'y ait plus d'eau; écrasez à la fourchette avec du yogourt 0%. Vous pouvez aussi faire cette purée en ajoutant des feuilles de bettes ou des carottes mixées pour lui donner une jolie couleur.

Pommes de terre au four :

Prenez de grosses pommes de terre, enveloppez-les dans du papier d'aluminium et mettez-les à cuire dans le four pendant 1 à 2 heures. Ensuite, coupez-les en deux, fendez la pulpe et mettez du fromage blanc 0% aux herbes dans la fente (du Boursin cuisine !). Dégustez à la petite cuiller.

Parmentier à ma façon :

Coupez un oignon en tranches fines. Dans un plat en verre allant au four, mettez une couche d'oignon, une couche de pommes de terres pelées et coupées en tranches fines, une couche de tomates en tranches, une gousse d'ail coupée en fines lamelles et finissez par une couche d'oignon. Saupoudrez de marjolaine ou de thym et faites cuire au four pendant 1 à 2h.

Chou rouge :

Mettez ensemble 1/2 chou rouge coupé en lanières, 3 càs de vinaigre de cidre, 3 oignons grossièrement hachés, et 2 feuilles de laurier. Ajouter un peu de bouillon et laissez mijoter à basse température pendant 1/2 heure. Ajoutez 3 pommes pelées et râpées, plus une càs de sucre roux et laissez cuire encore pendant 1/2 heure.

La Thérapie Nutritionnelle du Dr. Gerson

Épinards :

Coupez les racines des épinards et lavez-les 3 à 4 fois pour bien enlever le sable. Mettez-les dans une casserole sur une couche d'oignons émincés et faites cuire sans eau ni bouillon jusqu'à ce que les feuilles soient cuites. Enlevez le jus s'il y en a et coupez les épinards grossièrement. Servez avec un quart de citron pour arroser selon votre goût.

Courgettes :

Coupez les courgettes en petits morceaux ainsi qu'un oignon et une tomate, ajoutez un peu de bouillon de légumes; mettez dans le mixer 2 tomates, de l'oignon et 4 gousses d'ail. Versez cette sauce sur les courgettes et faites cuire au four à la plus basse température pendant 1,5 h.

Courgettes au riz :

Mettez dans le fond d'un plat 125 gr de riz complet lavé, recouvrez-le avec une courgette, une carotte et 2 gousses d'ail coupées finement et mélangées, avec un peu de persil et de feuilles de céleri; mixez une grosse tomate et 2 gousses d'ail et versez le résultat dans le plat; faites cuire à four très doux pendant 1h 1/2.

<u>Courges diverses :</u>

La butternut (longue et marron clair) : cuisson : avec un bon gros couteau vous la coupez en plusieurs rondelles et vous les faites cuire quelques minutes dans l'eau bouillante. Vous enlevez le milieu plein de graines et la partie fibreuse, la peau, et vous écrasez le tout avec un peu de yogourt 0%. C'est meilleur avec un peu de sel, mais bon... ajouter quelques épices en poudre (moi j'aime bien avec de la coriandre).

La courge spaghetti : la couper en deux dans le sens de la longueur (il faut un homme costaud pour ça) et la faire cuire au four, côté coupé sur du papier cuisson pendant 2h, ou mettez les 2 moitiés dans une casserole et couvre-les d'eau et laissez frémir pendant 1 h (mais il faut un grand faitout). L'intérieur est fibreux et ressemble à des spaghetti. Sortez les « spaghetti » de leur peau et mangez avec une sauce de votre choix. Ce légume a été « fabriqué » par les japonais il y a 30 ans. J'en mangeais régulièrement quand je vivais là-bas, tout simplement avec du beurre et du sel. Mais comme cela vous est interdit je vous propose une petite sauce : 3 càs de vinaigre de vin ou de cidre, 1 càc d'aneth, 2 yogourts (0%), 250 gr de fromage blanc en faisselle non salé, persil pour faire joli. Mixez le tout et mélangez à des légumes verts et versez le tout sur les spaghetti de la courge en question.

Le pâtisson farci : Faites cuire le pâtisson dans une casserole et de l'eau pendant 20 à 25 mn. Coupez le chapeau et enlevez les graines. Prélevez avec une cuiller la pulpe du pâtisson et mélangez la avec du fromage blanc, un œuf si vous y avez droit (3 mois après le début de la thérapie) et de la ciboulette hachée. Garnissez le pâtisson avec le mélange, reposez le chapeau sur l'ouverture et mettez dans un plat au four à basse température pendant 30 à 40 mn.

Vous pouvez aussi faire griller des tomates dans votre four, évider des tomates et les farcir de petits légumes et de riz complet déjà cuit... enfin bref mille choses qui vont vous occuper entre deux jus.

Les soupes :

En début de ce chapitre, vous avez la recette de la soupe d'Hippocrate. Mais vous pouvez avoir envie de changer.

Soupe de tomate, citron et ail :

3 grosses tomates, 1 gousse d'ail, 1 feuille de laurier, jus d'un demi citron, 2 oignons, 1 càs de flocons d'avoine, 1 càc de sucre roux, 120 ml de bouillon de légumes. Coupez tous les légumes en dés, mettez les à cuire avec le bouillon, le sucre et le citron dans un faitout à feu doux pendant une heure. Passez au mixer et remettez dans le faitout. Ajoutez les flocons d'avoine et laissez cuire encore quelques minutes.

Dans le même style vous pouvez faire un gaspacho sans huile d'olive.

Soupe aux pommes de terre et au céleri :

1 gros oignon, 1 petit céleri rave, persil, 2 grosses pommes de terre, 1 branche de céleri, 1 poireau et 250 ml d'eau. Lavez et coupez tous les légumes en

dés. Faites cuire à eau frémissante pendant 2 à 3h. Passez au mixer.

Les fruits :

La plupart des fruits peuvent être mangés sans être pelés si ils sont bien mûrs. Lavez les fruits frais. Les fruits secs ne doivent pas contenir de soufre. Ils doivent être rincés à l'eau tiède et recouverts d'eau pour les faire tremper pendant une nuit. Puis ensuite cuits dans une casserole.

Les desserts :

Ils ne doivent jamais contenir du gras, des glaces, de la farine blanche, de la levure chimique, du chocolat, de la crème fraîche ou du sel.

Les pommes : vous devrez en acheter beaucoup pour faire vos jus. Quelques unes en plus pour faire quelques desserts.

Vous pouvez :

\# Faire des pommes au four avec du sucre roux, ou

du miel;

Faire revenir des tranches de pommes dans la poêle et sucrer ensuite quand elles ont pris couleur;

Faire une compote avec des raisins secs, du jus de citron, des zestes de citron et un peu de miel;

Faire un crumble aux pommes : pour le crumble vous mettez des flocons d'avoine dans le mixer pour les réduire en miette, vous ajoutez du miel et un peu de noix muscade et vous avez votre crumble sans beurre à répartir sur vos morceaux de pomme, de poires, vos groseilles à maquereau... et à mettre au four à feu doux pendant une heure.

Je parle beaucoup de pommes parce que j'ai plein de pommiers dans mon jardin et que je suis en train d'en faire des compotes et de la gelée pour tout l'hiver.

Si je devais faire vraiment la thérapie Gerson, le plus dur serait de me priver de chocolat et de crème fraîche. Alors je cherche des substituts.

La Thérapie Nutritionnelle du Dr. Gerson

Vous pouvez faire des salades de fruits en été, avec tous les fruits mûrs que vous pouvez trouver.

Compote crue : Mélanger une banane écrasée avec une pomme râpée et des raisins secs.

Faire des pêches au four : pelez, coupez en deux les pêches, enlevez le noyau et mettez-les dans un plat allant au four. Arrosez-les de miel. Mijoter à 150° jusqu'à ce que les pêches soient cuites.

Vous pouvez faire plein de fruits cuits en compote avec du miel, mais le mieux c'est de les manger crus puisqu'il paraît qu'il faut que 51% minimum de notre nourriture soit crue pour que notre métabolisme se sente bien.

La recette de la pâte à tarte Gerson est tellement compliquée que j'y ai renoncé. Mais vous pouvez trouver sur le net des recettes chez les végétaliens. Vous mettez de l'huile de lin comme matière grasse.

Les Produits Laitiers :

Totalement interdits au début de la cure, ils peuvent êtres réintroduits en petites quantités par la suite, après 6 semaines à 3 mois de régime. Mais d'autre part quand on connait les méfaits des produits laitiers sur notre santé, ce n'est pas un mal d'y renoncer définitivement. Tapez « le lait quelle vacherie » dans votre barre de recherche et vous verrez si vous voulez toujours retourner à vos mauvaises habitudes.

Les produits laitiers doivent faire partie des choses exceptionnelles. Le lait doit être écrémé, les yogourts à 0%, etc. Si vous ne pouvez vous passer de yogourts, il faudra les faire vous même avec une yaourtière et du lait écrémé. On propose en plus des recettes pour faire votre fromage blanc aussi vous même. Si on va un tout petit peu plus loin, on passe à l'élevage de la vache sur votre balcon.

Les Protéines :

Elles peuvent être aussi réintroduites dans le régime mais très progressivement et en très petites quantités. Si vous commencez à avoir des flatulences et le nez qui coule, cela veut dire que

La Thérapie Nutritionnelle du Dr. Gerson

votre corps réagit mal et qu'il vaut mieux arrêter.

Passons maintenant aux petites pilules et autres compléments alimentaires dont vous aurez absolument besoin pendant la thérapie. Prenez les avec vos jus, ça passe mieux.

CHAPITRE 10
-
Les compléments alimentaires

Si vous avez un cancer ou une maladie dégénérative, c'est que votre métabolisme fonctionne mal, que vous avez des carences ou des excès. Il faut donc éliminer les excès et boucher les trous de carences.

Le premier excès, vous l'avez sans doute compris, c'est le sel. Nous mangeons trop salé en général et, si vous mangez des aliments industriels, ils sont toujours trop salés car le sel est un conservateur. Donc fini les chips et autres snacks apéritifs. Et fini le sel dans la cuisine. Au début cela va être pénible mais ça passe si vous mettez des épices. Dès le début du 3ème jour d'alimentation sans sel, votre corps va se mettre à excréter tout le sodium stocké dans vos cellules qui vont dire « ouf ».

Les sels de potassium :

Vous en trouverez à « la source claire » (voir en annexe). Cela s'appelle Kali'Claire. Il faut en diluer 100 g dans un litre d'eau de source. Ensuite vous en mettez une cuillerée à café dans le jus de légumes verts, donc 4 fois par jour. La bouteille vous fait largement le mois. Le sachet de Kali'Claire est de 300 g et coûte 105 €, pour 3-4 mois.

ATTENTION : Vous ne pouvez prendre ce sel que si vos reins fonctionnent bien. En effet si les reins n'arrivent pas à éliminer le potassium suffisamment, la concentration dans le sang risque de dépasser la dose mortelle et vous risquez un arrêt cardiaque. Les romans policiers abondent de ce moyen de tuer. Donc vérifiez l'état des lieux avant de commencer la prise de potassium.

Apport d'iode :

Vous risquez d'avoir à négocier avec votre pharmacien pour obtenir votre flacon de solution de LUGOL Demi-Forte. D'abord c'est une préparation et les pharmaciens ne savent plus faire. Leur plus gros boulot est de tirer des tiroirs sans fin pour chercher des petites boîtes bien rangées et le mien ne sait même pas à quoi sert le chlorure de magnésium.

S'il vous demande une ordonnance, vous lui répondrez que vous n'en avez pas besoin, que la teinture d'iode est en vente libre à condition de ne pas dépasser les 60 ml.

S'il vous dit que ça n'existe plus, c'est faux. Vous lui dites à ce moment de regarder dans son manuel de préparation pharmaceutiques qui traîne plein de poussière au fond du tiroir qu'il n'ouvre jamais. Là il trouvera la formule forte et la formule faible. Il vous dira peut-être que la demi forte n'existe pas et vous sortirez de votre poche le papier avec la formule suivante :

iode : 0,5 g

Iodure de K : 1 g

Eau distillée q.s.p. 100 g

Vous pourrez lui préciser que cela ne donne pas de palpitations cardiaques et que cela fait disparaître les allergies. Il risque de faire la tête : en effet ce genre de préparation ne lui rapporte rien et le pharmacien est obligé de s'approvisionner en quantités dont il n'aura jamais le débit, sauf pour vous. C'est le moment de faire circuler ce livre auprès de tous vos amis qui ont des maladies dégénératives et des allergies.

<u>Posologie :</u> 3 gouttes dans un peu d'eau à prendre en même temps que le Kali'Clair mais à part.

ATTENTION : Cela ne convient pas aux personne souffrant d'hyperthyroïdie.

Vitamine B3 ou niacine

« c'est bon pour le moral… » (sur un air connu), comme vous l'avez lu au début de ce livre. Vous pouvez en prendre entre 3 000 et 10 000 UI d'après les médecins que j'ai cités plus haut. Le Dr. Gerson recommande d'en prendre 50 mg six fois par jour.

ATTENTION : contre-indication totale pour les personnes ayant un ulcère gastro-intestinal ou celles qui sont sous traitement stéroïdien,

Prednisone (corticoïde) ou Coumadin (anti-coagulant).

Les vitamines A et D, elles, sont absorbées par les cellules cancéreuses donc à éliminer en tant que gros apport par compléments. Mais ne renoncez quand même pas à aller au soleil.

CoQ10 = coenzyme Q10.

L'Institut Gerson recommande d'en prendre 90 mg par jour pour commencer et si vous n'avez pas d'effets secondaires tels que tachycardie ou arythmie cardiaque, vous pouvez passer progressivement à 300 mg pour aller jusqu'à 600 mg par jour.

Laetrile ou Amygdaline.

De nombreux médecins considèrent le Laetrile comme une panacée contre le cancer. Douglas Brodie, MD : *« D'après l'expérience dans ma*

La Thérapie Nutritionnelle du Dr. Gerson

clinique et dans beaucoup de cliniques dans le monde, l'Amygdaline a la capacité d'améliorer le bien-être du patient, diminue la douleur et la nécessité de l'administration d'anti-douleur. »

Étienne Callebout, oncologue londonien : *« L'Amygdaline doit avoir une place dans les traitements anti-cancéreux. Ce n'est pas toxique, soluble dans l'eau et il y a beaucoup de preuve que cela marche contre le cancer. ».*

Le Laetrile est utilisé depuis ces 50 dernières années dans la lutte contre le cancer et a montré au cours des études faites des diminutions de 60% des tumeurs cancéreuses métastasées du poumon, cancers du sein et cancer des os.

Ces médecins considèrent que la bonne dose se situe aux environs de 500 mg d'amygdaline par voie orale 3 fois par jour, même une fois que le cancer a été guéri.

Les compléments que je vous propose :

Ils proviennent d'une société qui a 25 ans d'avance sur les autres puisqu'elle a supprimé, au fil des ans, plus 3000 ingrédients toxiques ou susceptibles de l'être de ses fabrications. Les plus grands noms de la vraie médecine, celle qui ne nuit pas, la conseillent pour ses formulations. De plus ces compléments sont parfaitement assimilables par notre organisme. Voir comment les commander en fin de livre.

<u>Minéraux et oligo-éléments :</u>

Vous en avez sans doute manqué pendant des dizaines d'années. Votre nouvelle alimentation va vous en apporter beaucoup mais il n'y a aucune contre-indication à en avoir un peu plus. Le Maximol, Solution ou Classic, est l'un des meilleurs compléments alimentaires à base de minéraux. Ce produit est un mélange unique de 52 minéraux et oligo-éléments (Maximol Mineral Matrix ™) et contient également des vitamines B essentielles, des acides aminés, des phytochimiques et des prébiotiques.

Ces minéraux et oligo-éléments se présentent sous forme colloïdale c'est- à-dire qu'ils sont directement assimilables par l'organisme contrairement à beaucoup de minéraux et oligo-éléments vendus en pharmacie sous forme de comprimés ou de gélules.

Le Maximol contient aussi de l'inuline, pré biotique pour nourrir votre flore intestinale, de la protéine de riz pour fournir à votre corps les acides aminées dont il a besoin et qu'il ne peut produire tout seul, et des vitamines B et C.

Le Maximol solutions contient aussi des extraits de fruits rouges et est donc également anti-oxydant. Mais il arrive que l'estomac ait du mal à le supporter. Dans ce cas il suffit de le diluer dans un peu de jus de fruit, le jus de pomme étant le plus conseillé. (bio bien entendu) Cette formulation contient du sucre.

Le Maximol classic ne contenant pas d'extraits de fruits ne contient pas de sucre et convient aux diabétiques. Les deux conviennent aux végétariens et végétaliens.

Principaux ingrédients :

Minéraux :

Calcium : pour soutenir la santé des os, des membranes des cellules et l'activité neuromusculaire.

Magnésium : aide à renforcer la structure nerveuse et musculaire et à réguler les autres minéraux.

Potassium : aide à maintenir le système cardiovasculaire en bonne santé et intervient au niveau des autres fonctions du corps.

Iodine : soutient le système hormonal.

Sélénium : un puissant antioxydant pour soutenir le système immunitaire.

Manganèse : pour soutenir l'action des enzymes antioxydantes.

Cuivre : un complément minéral important pour les végétariens, qui soutient la santé cellulaire.

Fer : soutient l'apport en oxygène aux cellules.

Zinc : encourage la santé des cellules et soutient le système immunitaire.

Chrome : soutient les niveaux de glucose et de lipide dans le sang.

La Thérapie Nutritionnelle du Dr. Gerson

Molybdène : essentiel pour un fonctionnement correct des enzymes et soutient le développement du système nerveux.

Oligo-éléments : ce sont des minéraux nécessaires en quantités minuscules (normalement, moins d'un milligramme par jour) mais qui fournissent cependant une aide essentielle à l'organisme.

Maximol puise ses minéraux dans une source naturelle riche en nombreux oligo-éléments, le Grand lac salé de l'Utah, ce qui le différencie de nombreux autres produits disponibles, à la formule plus synthétique.

Les oligo-éléments présents dans Maximol sont le silicone, l'argent, le phosphore, le bore, l'or et le vanadium.

En pharmacie il vous faudrait des dizaines de petites bouteilles pour arriver à avoir un apport minéral pareil. Et encore ces minéraux ne seront certainement pas d'aussi bonne qualité ni aussi assimilables que ceux du Maximol.

<u>Posologie :</u> La dose pour une personne à peu près en bonne santé (nous sommes tous des malades

qui s'ignorent n'est-ce pas) est de 1 bouchon par jour. Dans votre cas, je vous conseillerais 2 à 3 bouchons les premiers mois, dilués dans vos jus de fruits ou de légumes, pour combler les carences, puis 1 bouchon / j ensuite.

<u>Flore intestinale :</u>

Pourquoi prendre des pro-biotiques ? Certes avec votre nouvelle alimentation vous allez la reconstituer, votre flore. Mais vous pouvez non seulement l'aider mais aussi réparer votre intestin qui doit être poreux. Car si votre intestin est en mauvais état, vos nutriments ne seront pas assimilés. L'intestin est la base de toute votre santé car c'est lui qui est au premier rang de votre système immunitaire.

Les médecins nous abreuvent d'antibiotiques dès que l'on a le nez qui coule. Notre alimentation est pleine d'antibiotiques. La viande d'élevage en batterie est piquée aux antibiotiques tous les matins. Les purins de ces mêmes animaux, pleins d'antibiotiques, sont répandus sur les champs pour faire pousser les légumes tout venants...

Les bactéries pro-biotiques se trouvent d'habitude dans les yaourts et les boissons au lait fermenté. Mais il y a de plus en plus d'allergies aux produits lactés et les produits laitiers vous sont interdits. Les pro-biotiques agissent en repoussant les bactéries nocives, en empêchant leur croissance et en restaurant l'équilibre des bactéries dans nos intestins. Notre système digestif joue un rôle vital pour nous garder en bonne santé et augmenter notre résistance aux infections. Or si vous avez fait une chimio, vous êtes très fragile de ce côté là.

<u>Protozymes</u> de Neways contient un mélange unique de cinq sources pro-biotiques sans produits laitiers sous le format d'une gélule stable qui n'a pas besoin d'être réfrigérée et est facile à emporter, où que vous alliez. La formulation a été faite par le Dr. Natasha Campbell, la plus grande spécialiste en la matière.

Avec 2,88 milliards de cellules revivifiables par gélule, c'est l'un des pro-biotiques les plus puissants du marché et un moyen efficace de facilement contribuer à la santé digestive et d'améliorer l'absorption des aliments et nutriments. La santé de notre système digestif est liée à celle de notre cerveau et permet d'éviter les maladies dégénératives. D'ailleurs les Japonais appelle le système digestif « le deuxième cerveau ».

Allez donc demander des probiotiques chez votre pharmacien, avec au moins 5 souches de bactéries. Il vous regardera d'un air effaré : 2 maximum par boîte. Sur commande on peut aller jusqu'à 3 souches.

Voici les noms des souches contenues dans les probiotiques de Neways : Bifido bifidum, Bifidum longum, Lactobacillus acidophillus, lactobacillus plantarum et Lactobacillus rhamnosus.

Ensuite pour protéger la paroi intestinale et l'empêcher d'être poreuse et donc de laisser passer des molécules pas forcément bonnes pour vous, provoquant des allergies, il faut prendre de la L-glutamine. Et hop, encore une boîte. Et on rajoute quelques levures (Saccaromyces Boulardii) pour aider à une bonne digestion et élimination. En tout = 5 boîtes minimum chez votre pharmacien; une seule et même boîte ici.

La Thérapie Nutritionnelle du Dr. Gerson

<u>Posologie :</u> 1 gélule tous les soirs avant le coucher.

Bienfaits :

- Encourage le blocage de bactéries pathogènes dans le système gastro-intestinal donc améliore votre immunité contre les maladies.

- Permet une meilleure assimilation des nutriments de vos jus et des compléments alimentaires.

- Favorise l'élimination des toxines hors du système gastro-intestinal.

<u>Anti-oxydants :</u>

Nous fabriquons en permanence des radicaux libres. Quand il y en a trop parce que notre vie est particulièrement stressante, et que notre maladie même est particulièrement stressante, notre métabolisme fonctionne moins bien. Les radicaux libres endommagent les cellules saines de votre corps. Ce sont en fait des atomes ou des molécules ayant des électrons non appariés. Ces molécules instables entrent en contact avec d'autres molécules de votre corps et essayent de leur voler un électron.

Les radicaux libres sont particulièrement dangereux lorsqu'ils entrent en contact avec des composants cellulaires importants. De nombreuses recherches montrent que l'activité des radicaux libres dans le corps, si elle n'est pas contrôlée, peut entraîner un certain nombre de problèmes de santé (cancer) et jouer un rôle dans le processus de vieillissement.

Notre corps est exposé aux radicaux libres qui se trouvent dans l'environnement et dans d'autres sources de produits chimiques. En outre, le corps lui-même crée des radicaux libres dans le cadre de certains processus vitaux. En d'autres termes, c'est la rouille de notre corps. Les antioxydants sont une arme contre ces molécules dangereuses car ils ont la capacité de neutraliser les radicaux libres. C'est tout simplement l'antirouille.

Comment mesurer les anti-oxydants ?

En unité de CARO (ou ORAC en anglais). CARO = Capacité d'Absorption des Radicaux Oxygénés) –

évaluation permettant de mesurer l'activité des antioxydants. Les chercheurs estiment qu'un individu devrait consommer de 3000 à 5000 unités CARO par jour pour contrecarrer les effets des oxydants absorbés chaque jour par les aliments, l'air, la pollution et le stress.

Principaux ingrédients :

- Vitamine E - Elément essentiel des membranes cellulaires, la vitamine E contribue à une meilleure santé des cellules. Elle est tout particulièrement essentielle pour aider les composants cellulaires à lutter contre un certain type de radicaux libres liposolubles.

- Vitamine C - La vitamine C intervient au niveau du système immunitaire et de la santé cellulaire. Les êtres humains n'ont pas la capacité de produire leur propre vitamine C. Celle-ci doit donc être ingérée par le biais de l'alimentation.

- Vitamine A (bêtacarotène) - La vitamine A intervient au niveau de la santé cellulaire et offre une protection contre de nombreux radicaux libres. Elle est très bonne pour la peau et donc pour les rides.

- Curcumine (safran d'Inde) - Très présente dans les traditions européennes et indiennes, cette épice est habituellement utilisée en cuisine ou en guise de complément alimentaire. Elle est également anti-cancer.

- Extrait d'écorce de pin maritime - L'écorce de pin maritime comprend des produits chimiques appelés complexes Proanthocyanidines oligomériques (OPC) qui ont les mêmes caractéristiques que les antioxydants et qui interviennent au niveau du système circulatoire.

- Extrait de pépin de raisin - Ce puissant antioxydant protège contre les différents types de radicaux libres.

- Extrait de graine de cacao - Des études ont montré que les polyphénols contenus dans l'extrait de graine de cacao pouvaient protéger contre les dégâts causés par les radicaux libres. Le cacao a l'un des indices CARO les plus élevés (plus élevé encore que le thé vert et le vin).

Les aliments qui ont les plus gros CARO sont les

épices (mais avant que vous ayez mangé assez de clous de girofles ou même d'ail, pour avoir votre dose journalière, vous vous serez bien démoli l'estomac), suivis par les fruits secs (100gr de pruneaux = 5770 caro, mais bonjour les dégâts), les fruits rouges (myrtilles, mûres, airelles, framboises...) et les légumes verts (cresson, chou vert, épinards...). En 2004, une étude à évalué qu'un français moyen consommant 5 fruits et légumes par jour atteint à peine 1140 unités de CARO sur les 3 000 à 5 000 qu'il devrait avoir sur la base des AJR. Il ne s'agit là que d'une moyenne, car pour les antioxydants comme pour bien d'autres composantes, la richesse en CARO dépend de la variété , du terroir, de la saison...

Posologie : Prendre le 2 capsules de Cascading Revenol le soir pour libérer les anti-oxydants pendant toute les nuit pendant les 3 premiers mois. Ensuite un seul.

Le jus de Noni :

Cet ajout est tout personnel. Le Noni est considéré par les peuples qui s'en servent depuis des milliers d'années comme le jus miracle. Je n'aime pas trop ce mot mais dans son cas, vu tout ce qu'il est capable d'accomplir, c'est justifié.

Le Noni, nom vulgaire du Morinda Citrifolia, ne comporte pas moins de 150 nutraceutiques, 11 vitamines et 10 minéraux. Depuis 1960, les chercheurs ont commencé à s'y intéresser mais c'est en 1990 qu'il y eut un boom d'études pour montrer tous ses bienfaits. : normalisation de l'hypertension, l'arthrite, les inflammations, douleurs, tuberculose, l'impuissance, le diabète et les troubles de la mémoire, ... et enfin le cancer.

1992 : le Dr. Anne Hirazumi Kim présente les premiers résultats de ses travaux sur le Noni : il ralentit et même semble enrayer la progression du cancer chez les souris. En 1999, elle présente sa thèse sur le Noni et ses effets sur le cancer : le jus de Noni interrompt la croissance des tumeurs cancéreuses.

D'autres scientifiques japonais confirment. Dans le monde entier des études voient le jour qui attestent la nécrose des tumeurs cancéreuses par absorption du jus de Noni. De plus en plus de médecins recommandent le Noni à leurs patients.

La Thérapie Nutritionnelle du Dr. Gerson

Quelques chiffres donnés par le Dr. Kenneth Stejskal : il a travaillé avec plus de 2 000 médecins dans le monde; depuis 1972, il a soigné plus de 19 000 malades; depuis 1987, il a commencé à soigner dans sa clinique des malades en phase terminale avec le Noni (mais pas seulement ça) : 8 000 malades, et seulement 64 décès.

Les témoignages de médecins qui ont essayé le Noni sur eux-même avant d'en faire leur « médicament » principal remplissent des livres entiers. Chacun a son idée sur l'action du Noni, mais personne ne sait vraiment pourquoi il arrive à améliorer et soigner tant de maux.

<u>Posologie :</u> au début, pendant 3 mois : 2 bouchons matin et soir, un peu plus en cas de douleurs ou de maladie bactérienne ou virale. Ensuite, dose d'entretien : 2 bouchons le matin.

Personnellement cela fait bientôt 2 ans que j'en prends tous les matins, mélangé à mon Maximol et avec un peu de jus de pomme bio. J'ai été obligée d'arrêter pendant que j'étais à l'hôpital mais je viens de recommencer et mes douleurs commencent à diminuer déjà, au bout d'une semaine.

CHAPITRE 11
-
Avec quoi dissoudre la tumeur ?

Comme je l'ai expliqué au début de ce livre dans le chapitre concernant le Dr. Beard, la prolifération des cellules placentaires en cancer est due au fait que votre pancréas ne fabrique plus assez d'enzymes dont le rôle est d'arrêter cette prolifération. Il faut donc y suppléer pour arrêter le développement des tumeurs.

Pancréatine

Là, moins de problème que pour le Lugol, la pancréatine est en vente dans toutes les pharmacies.

Il existe de nombreuses enzymes en biologie, voire pour toutes les fonctions de la cellule. Les enzymes permettent à d'importantes réactions chimiques de se produire à la température du corps qui, autrement, pourraient avoir besoin de la chaleur. Mais ici, nous entendons les enzymes digestives, ou leur équivalent, généralement fabriquées à partir de pancréas d'animaux. La bromélaïne (à partir de l'ananas) et la papaïne (de la papaye) sont également capables de digérer les protéines et autres molécules biologiques complexes, en toute sécurité et efficacement. À quoi vont servir ces enzymes ?

La plupart des tumeurs et des cellules cancéreuses sont couvertes par un revêtement protéiné résistant et collant, ce qui les préserve des cellules immunitaires chargées de les digérer, et même les protège dans une certaine mesure, de la chimiothérapie. La thérapie Gerson va utiliser un mélange d'enzymes afin de dissoudre complètement cette couche protectrice, laissant la cellule cancéreuse nue et vulnérable . Elle peut alors être empoisonnée et rapidement digérée par les défenses de l'organisme.

Ne vous dites pas que si vous faites une chimio quand même, cela aidera également parce que les produits chimiques mortels auront plus de chances d'atteindre le noyau des cellules cancéreuses et de les tuer. Oui, c'est vrai mais ou bien vous faites le thérapie Gerson ou bien vous faites une chimio et vous contaminez le reste de vos cellules, mais vous ne pouvez pas faire les deux en même temps, la chimio empoisonnant votre corps et la thérapie Gerson le nettoyant.

Il existe de nombreux produits de remplacement des enzymes sur le marché. Cherchez enzyme preoteolytic (trypsine) ou du pancréas (Pancréatine), ou encore un extrait de pancréas.

Wobenzym : de marque allemande , est largement disponible. La posologie serait de 12 à 20 capsules par jour. Il a tendance à être coûteux. Wobenzym contient de la bromélaïne , de la papaïne, de même que de la trypsine, de la chymotrypsine et un extrait de pancréas. Très utilisé comme anti-inflammatoire par les sportifs. Son action anti-cancer n'est pas mentionnée sur la notice.

Le Créon ou l'Eurobiol gastro-résistant : se trouvent dans toutes les pharmacies. Gélules à 25 000 UI, en prendre une à chaque repas et avant le coucher, soit 4 par jour. Et ce n'est pas très cher.

Le Manju est une boisson fermentée et pleine d'enzymes également. (voir en fin de livre dans les annexes)

Vitamine C.

Je remets ici ce que j'ai écrit au début de ce livre concernant les vitamines : Andrew Saul, Editeur du journal de la médecine orthomoléculaire (thérapie par la nutrition) : *« Les injections de vitamine C à haute dose permettent de guérir (et non de camoufler un symptôme) le cancer. Il est très difficile de trouver un médecin pour vous en faire (surtout que, en France, il est impossible de trouver les ampoules injectables au dosage nécessaire). Il faut injecter entre 30 000 et 100 000 mg par jour. La vitamine C à ces dosages sélectionne puis empoisonne les cellules cancéreuses. C'est exactement ce que fait la chimiothérapie, mais avec la vitamine C les cellules saines ne sont pas endommagées et le système immunitaire est totalement boosté au lieu d'être détruit, et on ne souffre pas de nausées ou de chutes de cheveux.*

On se demande pourquoi on ne s'en sert pas plus.

La Thérapie Nutritionnelle du Dr. Gerson

Et on se dit aussi la phrase classique : si c'était aussi bénéfique, mon médecin serait au courant ! ! On en parlerait à la télé ! Ce serait enseigné en faculté de médecine ! Si c'était enseigné les sociétés pharmaceutiques tueraient la poule aux œufs d'or. Donc on ne fait surtout pas circuler l'information. Mais si tout le monde exige une thérapie nutritionnelle, les choses peuvent changer. À l'heure actuelle demander à son médecin une thérapie nutritionnelle est comme commander des sushis dans un restaurant italien. Cela n'apparaît pas au menu et ils ne savent pas le faire.

Sous l'influence de hautes doses de vitamine C, dans le liquide intracellulaire entourant la tumeur apparaissent des oxydes d'oxygène qui endommagent rapidement les cellules cancéreuses en train de se diviser. Les cellules saines dans lesquelles les divisions ne se font pas aussi rapidement restent indemnes.

Regardez cette vidéo de 8 mn, en anglais sous-titré.

Hélène Delafaurie

http ://www.youtube.com/watch ?v=9m7J8pNLR6A

Cette vidéo a été faite à l'hôpital "Oasis de l'espoir" en Californie (www.oasisofhope.com).

Aucune chance de voir des hôpitaux en France faire des chimios avec de la vitamine C puisque nous sommes dans un pays sous mafia médicale.

Sur ce sujet un autre médecin est intarissable. Je laisse parler le Dr. Alain Scohy :

« Il y a plus de 10 ans, nous avons pu constater qu'effectivement, 100 grammes de vitamine C intraveineuse par jour pour un individu d'environ 60 kg donnait des résultats remarquables sur l'évolution tumorale.

Les chercheurs en question parlent dans cet article de 4 g par kilo de masse corporelle, ce qui amènerait à proposer des doses de 200 à 300 grammes par jour pour un humain adulte. Pourquoi pas ?

Le problème majeur à ce jour est la forme injectable : En France, on ne trouve que des

La Thérapie Nutritionnelle du Dr. Gerson

ampoules de 1 gramme de vitamine C tamponnée par de la soude caustique (c'est à dire ramenée à un pH neutre supportable par la paroi veineuse) dilué dans 5 ml d'eau (Laroscorbine).

Il existe des formes plus pratiques en Hollande (flacons de 10 ou 25 grammes de vit. C tamponnées de la même manière) et en Allemagne où l'on trouve de la PASCORBINE tamponnée par du bicarbonate de soude et dosée à 7,5 grammes.

Dans tous les cas, ces formes injectables sont assez mal tolérées par les veines qui claquent facilement et rendent donc les protocoles aléatoires.

Par ailleurs, les adjuvants proposés dans ces flacons ne sont pas forcément bienvenus. L'excès d'apport de sodium est souvent préjudiciable.

L'idéal - dans l'absolu utopique semble-t-il aujourd'hui - serait de pouvoir disposer de formes variées de vitamines C tamponnée : non seulement de l'ascorbate de sodium (tout ce qui est actuellement en vente en Europe) mais aussi de l'ascorbate de potassium et de l'ascorbate de calcium pour pouvoir moduler les injections en

Hélène Delafaurie

fonction du bilan ionique du patient.

La voie intraveineuse semble efficace mais délicate du fait de la fragilité des parois veineuses. Pourquoi ne pas tenter de poser (chirurgicalement) un système de portacath relié directement à la cavité péritonéale pour éviter cet écueil ? [...]

Sous vitamine C à dose suffisante, une tumeur indispensable à la survie psychologique – mais de taille excessive et donc à l'origine de troubles fonctionnels (occlusion, compressions diverses) – retrouvera sa taille normale et les troubles fonctionnels disparaîtront.

Elle va donc diminuer de moitié ou plus...

Par contre, pour lui permettre de fondre totalement, il sera indispensable de débrancher le programme correspondant au niveau du cerveau et donc de dénouer la situation conflictuelle. (Théories du Dr. Hamer, nous en reparlerons dans un autre livre mais il y a quelques pages le concernant un peu plus loin dans ce livre.)

En conséquence, la méthode "vitamine C" ne donnera jamais aucun effet secondaire majeur sur

La Thérapie Nutritionnelle du Dr. Gerson

les organes voisins comme la radiothérapie ou la chimiothérapie. Par contre, il faudra absolument coupler ce travail avec une démarche psychosomatique, faute de quoi l'efficacité sera limitée à l'exubérance excessive de la formation cancéreuse. »

Alain Scohy

En fait si nous prenons beaucoup de vitamine C par voie orale, notre intestin va déguster et nous risquons d'avoir des diarrhées et des gaz. Et puis cette vitamine C va être confisquée par le foie à son profit. Ce ne sera pas négatif puisqu'il fonctionnera mieux et donc nous nettoiera mieux. Personnellement j'en prends entre 3 et 5 g par jour en cure. Les premiers jours, j'ai effectivement diarrhée et flatulences mais très vite cela cesse et je peux augmenter la dose.

CHAPITRE 12
-
Les lavements au café

« Il ne suffit pas de mettre des meubles propres dans une maison sale pour qu'elle soit habitable, mais il faut aussi la nettoyer; il ne suffit pas de donner à notre corps les aliments que la nature a prévus pour son système digestif ; il faut aussi nettoyer ses humeurs. »

Irène Grosjean - La vie en abondance

Le café par en haut est nuisible, mais par en bas c'est tout bon et ça ne vous énerve pas plus que ça, si vous aviez l'habitude d'en boire. Mais si vous n'en preniez jamais, alors il faudra y aller doucement pour éviter quelques palpitations.

Ces lavements sont nécessaires à la détox du corps. **Ne pas les faire risquerait de conduire à la mort par coma hépatique.** En effet tous les jus que vous buvez vont provoquer une élimination massive des toxines et votre foie, si on ne l'aide pas vigoureusement, risque d'être totalement submergé. Or le café sous forme de lavement va ouvrir les canaux biliaires et augmenter l'activité du système enzymatique Glutathion S-Transférase de 600 à 700 % et permettre une meilleure élimination des toxines.

D'autre part le lavement au café est un puissant sédatif de la douleur. Or lorsqu'on a un cancer, on a aussi le plus souvent des douleurs résistantes aux analgésiques. Comme la détox Gerson passe aussi par le fait de ne plus prendre de médicaments chimiques, les lavements au café sont nécessaire pour pouvoir arrêter (progressivement) la prise des antalgiques.

Pendant la guerre des 14, les médecins du front utilisaient aussi les lavements au café pour les soldats blessés. Ce n'est donc pas nouveau, c'est simplement oublié.

Quatre à six lavements par jour sont nécessaires, parfois plus en cas de grandes douleurs et de grosses tumeurs. Certains grands malades en font toutes les heures y compris un à 4h du matin. Je laisse le Dr. Gerson vous le dire lui-même, exemple à l'appui :

Hélène Delafaurie

« Certains patients, qui avaient de violentes douleurs, ne faisaient pas des lavements toutes les quatre heures comme je le prescrivais, mais les pratiquaient toutes les deux heures, sans plus avoir à utiliser de calmants ! Après quelques jours, les douleurs devenaient de plus en plus supportables, jusqu'à s'estomper presque complètement.

Je peux vous donner un exemple :

Une dame qui souffrait d'un cancer de l'utérus est venue me trouver : deux grosses masses tumorales entouraient l'utérus, devenu comme un grand cratère, nécrosé, saignant et purulent. Cette pauvre femme ne pouvait plus s'asseoir et était inopérable. On lui avait fait des rayons et elle vomissait toute la nourriture qu'elle ingurgitait. Elle ne pouvait plus se coucher ni s'asseoir, elle marchait jour et nuit. Lorsqu'elle est arrivée dans ma clinique, on me déconseilla de la prendre en charge, car mes collaborateurs craignaient que ses gémissements et ses promenades nocturnes ne nuisent au repos des autres patients. Je ne les ai pas écoutés, et après quatre jours, elle put déjà dormir sans sédatif. Les calmants qu'elle prenait ne l'avaient de toute façon pas beaucoup aidée, ne faisant effet qu'environ 1/2 heure. Après huit à dix jours, elle me demanda de lui accorder de passer une nuit entière, sans être réveillée pour le lavement de 3-4 heures du matin. En effet, on réveille chaque nuit les patients atteints de grosses tumeurs qui, se délitant, empoisonneraient dangereusement leur organisme. Si on ne leur administre qu'un, deux ou trois lavements, ces patients tombent dans un coma hépatique et décèdent par empoisonnement. Les autopsies montrent bien ensuite que leur foie était totalement empoisonné. Aussi j'ai dit à cette dame qu'elle n'aurait droit qu'à une seule nuit de répit, car je ne pouvais me permettre de risquer davantage. »

Le matériel : http://www.associdis.com/bock-lavement-souple-xml-585-4660.html

En principe, vous pouvez vous procurer aussi ce matériel dans n'importe quelle pharmacie.

Comme vous n'allez pas tenir le bock à bout de bras, il faut prévoir quelque chose pour l'accrocher ou quelqu'un qui vous aide.

La recette :

Vous avez l'habitude du café : café Arabica bio;

Vous n'avez pas l'habitude du café : prenez du café vert Wilson que vous pouvez obtenir à la Source Claire.

Moudre le café et en mettre 3 cuillerées à soupe dans un litre d'eau. Faire bouillir 3 à 5 minutes. laissez infuser 15 à 20 mn et filtrer. Laissez refroidir à 37° (ou rajoutez un peu d'eau froide).

Allongez-vous sur le côté et administrez tout doucement. Pendant que le mélange s'introduit lentement dans les intestins, faites de légers massages circulaires du ventre. Gardez le lavement 12 à 15 mn. Laissez la canule en place pendant les 15 mn. Cela permet d'éviter une sortie intempestive. Des spasmes intenses peuvent se déclencher, provoquant quelques douleurs qu'il faut apprendre à accueillir en respirant consciemment et en poursuivant les mouvements de massage circulaires… Dès que l'envie d'évacuer survient, bien entendu, se placer sur les toilettes pendant le temps nécessaire (en moyenne entre vingt et trente minutes).

ATTENTION : si vous n'avez plus de vésicule biliaire, commencez par de très petites doses : une cuillerée à soupe pas plus.

Vous verrez au cours de ce livre qu'on y parle aussi de lavement à l'huile de ricin, ainsi que de prise orale d'huile de ricin pour détoxiquer. Ces lavements ne peuvent être prescrits que par un médecin et dans certaines conditions. Donc je n'en parle pas vraiment.

Maintenant vous avez tout ce qu'il vous faut pour vous lancer dans la thérapie Gerson chez vous. Plutôt que vous laisser vous dépatouiller et faire vos expériences tous seuls, permettez-moi de vous donner quelques trucs qui vous permettront d'y aller plus vite et de moins paniquer. Lisez aussi les témoignages, ils vous donnerons quelques pistes à suivre.

CHAPITRE 13
-
Trucs et astuces pour faire la thérapie Gerson

Quelques conseils de Charlotte Gerson :

Vous allez passer au moins 5 heures par jour devant votre extracteur de jus. Pour ne pas déprimer, mettez-le devant une fenêtre et regardez le paysage, les gens qui passent, les fenêtres d'en face, le tout avec de la musique ou la radio : il faut faire vos jus machinalement sans y penser. Vous n'avez pas de fenêtre devant laquelle mettre votre extracteur ? Prévoyez des photos à côté, que vous changerez régulièrement, des paysages, des panoramas à scruter... et pas trop loin de l'évier, avec une toile cirée en dessous pour éviter de passer votre vie à nettoyer autour. Et mettez un tablier.

De toutes façons, les premières semaines seront très difficiles à tous points de vue et pas seulement parce que vous en mettrez partout. Il faut arriver à vous faire une routine - boire le premier jus, ouvrir les volets, ranger le linge sec, mettre une nouvelle lessive en route ou étaler celle de la nuit (j'ai un gîte, alors j'ai toujours beaucoup de linge à laver et à ranger), mettre le couvert du petit déjeuner et le prendre, puis faire le deuxième jus et le boire, vérifier les niveaux de carottes et autre fruits et légumes et faire la liste de ce qui vous manque, toilette, habillage et 3ème jus, aller faire les courses, 4ème jus, préparer le repas... C'est du temps complet. Une habitude se crée en 3 semaines.

Mettez vos horaires sur votre téléphone portable ou votre iPod pour ne pas oublier vos jus. Profitez-en pour écouter du Mozart ou la Thérapie par le Son. Ça déstresse.

Préparez dans de vieilles taies d'oreiller les fruits et les légumes pour chaque jus et pour la journée.

Pour ne pas être enchaîné à votre extracteur, vous pouvez faire à l'avance les jus de fruits et carottes pour la journée et les mettre dans des bouteilles Thermos ou dans un récipient sous vide (FoodyFood), pour les boire en dehors de chez vous au moment voulu. Mais c'est mieux si c'est occasionnel. Par contre vous ne pouvez pas le faire avec le jus de légumes verts qui doit être bu immédiatement car il ne se conserve pas du tout.

Pour les lavements au café : allez donc voir une personne qui fait des nettoyage du côlon. Vous verrez comment ça se passe et pourrez lui expliquer votre cas et lui demander de vous montrer comment faire tout seul. Vous ne pourrez pas aller chez lui 5 fois par jour pour vous les faire faire. Il vous donnera des indications sur le matériel à acheter et comment procéder.

Pour améliorer la circulation des capillaires (c'est bon pour tout), on peut frictionner la peau, avant les repas, avec le contenu d'un verre d'eau dans lequel on a ajouté 2 càs d'alcool à 90° et 2 càs de vinaigre de vin.

Vous pouvez préparer vos 4 ou 5 litres de lavements au café dès le matin et les garder au chaud dans des bouteilles Thermos.

En plus des lavements au café vous pouvez essayer ceci. Bains très chauds pour augmenter la température du corps et provoquer une fièvre jusqu'à 40° qui permet aussi de mieux éliminer les cellules cancéreuses en augmentant la circulation sanguine et lymphatique.

ATTENTION : ne doit pas être pratiqué par les personnes atteintes de sclérose multiples.

Argile :

On peut appliquer des paquets d'argile sur les endroits enflammés et sur les tumeurs. Achetez l'argile au kilo. Préparer l'argile (eau plus poudre) pour faire une pâte et la laisser reposer pendant une heure pour qu'elle puisse libérer toutes ses possibilités. Poser l'argile sur une mousseline en une couche d'au moins 2 cm d'épaisseur. Poser la mousseline sur l'endroit à traiter et recouvrez de plastique et d'un morceau de tissu de laine. Si vous avez un coussin chauffant, vous pouvez le mettre dessus de façon à avoir de l'argile chaude, c'est encore plus efficace. Garder le plus longtemps possible. Enlever si c'est sec. Nettoyer doucement avec un linge humide. Renouveler aussi souvent que possible.

Et enfin, je vous ai mis un exemple

d'organigramme que vous pourrez adapter en fonction de vos besoins et de vos activités. Vous rajoutez vos compléments alimentaires. Votre organigramme va aussi changer après quelques mois de thérapie Gerson.

ORGANIGRAMME (à titre indicatif. Vous devez l'adapter à vos besoins.)

7h30 Maximol et Jus de Noni

8h00 Jus de légumes + 1 cuillère doseuse Kali'Claire + 3 gouttes solution de Lugol ½

8h30 Petit déjeuner+ 1 gélule de Creon à 25000 UI

9h00 Jus pommes-carottes + 1 à 2 g de vitamine C

Lavement au café

10h00 Jus de fruits bio (pomme ou raisin...)

11h00 Jus de légumes + 1 cuillère doseuse Kali'Claire + 3 gouttes solution de Lugol ½

12h00 Jus pommes-carottes + 1 à 2 g de vitamine C

12h30 repas + 1 gélule de Creon à 25000 UI

13h00 Jus de fruits bio (pomme ou raisin...)

Lavement au café

14h00 Jus de légumes + 1 cuillère doseuse Kali'Claire + 3 gouttes solution de Lugol ½

La Thérapie Nutritionnelle du Dr. Gerson

15h00 Jus pommes-carottes = 1 à 2 g de vitamine C

16h00 Jus de fruits bio (pomme ou raisin...)

17h00 Jus de légumes + 1 cuillère doseuse Kali'Claire + 3 gouttes solution de Lugol ½

Lavement au café

18h00 Jus pommes-carottes + 1 à 2 g de vitamine C

19h00 Jus de fruits bio (pomme ou raisin...)

20h00 Jus de légumes + 1cuillère doseuse Kali'Claire + 3 gouttes solution de Lugol ½

20h30 repas+ 1 gélule de Creon à 25000 UI

Lavement au café

22h30 coucher + 1 gélule de Creon à 25000 UI + Cascading Revenol + Protozymes

Votre organigramme va aussi changer après quelques mois de thérapie Gerson. Refaites-le régulièrement avec les nouvelles adaptations. Ayez-le sur vous en permanence pour pouvoir immédiatement savoir ce que vous devez faire et boire quand la sonnerie que vous aurez programmée sur votre portable vous fera signe.

Hélène Delafaurie

CHAPITRE 14
-
Réponses à quelques Pourquoi ?

Pourquoi ne pas boire d'eau ?

Parce que l'eau du robinet est mauvaise, pleine de chlore, éventuellement de fluor (cancérigène, changez vite votre dentifrice si nécessaire; le fluor est le deuxième produit toxique après l'arsenic) et, en France, de mercure car les électrodes qui permettent de décontaminer l'eau en contiennent. Sans compter les molécules de médicament qui polluent les nappes phréatiques (antibiotiques et hormones principalement)

Parce que vous allez boire 3 litres de liquides par jour en provenance de fruits et de légumes, donc de l'eau biologique, la meilleure pour vos cellules. Vous n'aurez pas soif.

Parce que vous allez manger une nourriture sans sel, donc vous n'aurez pas soif. À ce propos, des parents ont tué leur bébé en lui donnant, à 3 mois, une nourriture d'adulte passée

au mixer, normalement salée et avec du jus de viande parce que les pots pour bébé coûtaient cher. Le pauvre enfant avait 9 g de sel dans son sang alors qu'un homme adulte ne devrait pas dépasser 7 g. Ses tout petits reins n'ont pas pu se débarrasser de ce sodium et il en est mort. Si possible évitez les petits pots aussi, on y retrouve plein de choses étranges.

Parce que vous ne mangez pas de protéines ni de graisses animales, qui provoquent la soif parce que difficiles à digérer.

Si vous éprouvez vraiment le besoin de boire un peu plus de liquide, prenez de l'eau de source en bouteilles de verre, ou ayez une carafe Brita, et faites en des infusions :

menthe pour digérer et vous réveiller,

valériane ou fleur d'oranger pour vous aider à dormir,

et buvez-les en dehors des repas. Mais vous pouvez prendre de l'eau du robinet pour faire vos lavements au café et votre cuisine.

Si vous avez les moyens, pensez à un osmoseur : vous partez pour être en bonne santé à vie et sur tous les plans.

Pourquoi prendre de l'huile de lin ?

Le Dr. Gerson a testé sur ses patients dont le cancer était observable de l'extérieur (cancers de la peau) l'ajout d'huiles (polyinsaturées et monoinsaturées) dans le régimes de ces personnes dont le cancer en était au stade de la disparition. En effet notre corps a besoin d'acides gras. Il faut lui en donner.

Avec toutes les autres huiles, le cancer réapparaissait très vite. Seule l'huile de lin ne posait pas de problème. Pleine d'acides gras et d'oméga 3, elle améliore les résultats de la thérapie Gerson et elle aide à la dissolution des plaques d'athérosclérose, permettant une meilleurs circulation sanguine, et donc diminuant les problèmes cardio-vasculaires. Ce n'est qu'après la fin du processus de guérison qu'il est possible de rajouter en quantités raisonnable de l'huile d'olive

La Thérapie Nutritionnelle du Dr. Gerson

et de colza.

ATTENTION : L'huile de lin rancit très vite une fois la bouteille ouverte, il faut la consommer dans les 3 semaines. Donc achetez-la en petites bouteilles. . Il faut l'acheter bio et en bouteille de verre sombre pour éviter l'oxydation par la lumière, et la garder au frigidaire, même non ouverte On ne peut pas l'utiliser pour la cuisson, mais seulement pour la salade et comme condiment sur les légumes, pommes de terre par exemple, à condition que les légumes ne soient pas trop chauds. Pas plus de 2 càs par jour (une à midi et une le soir) au début du traitement (4 semaines) puis ensuite, une seule.

Quand modifier le traitement ?

Du temps du Dr. Gerson, nous étions moins pollués que maintenant. Il était donc possible de diminuer les doses au bout de 6 semaines. Maintenant il faut compter au moins 3 mois. À partir de là vous pouvez diminuer les doses de Kali'Clair à la moitié et le Lugol à 6 gouttes par jour. Ces dosages devront être continués pendant au moins 14 mois.

« *Le temps du traitement est le temps de la guérison.* » (Michel Dogna)

« *Entre un mois et plusieurs années.* » Charlotte Gerson

Je viens de subir une chimio. Puis-je faire le traitement ?

Vous devez attendre au moins 3 semaines avant de commencer le traitement. Il sera plus long et plus pénible que si vous n'aviez pas eu de chimio. Je vous donne ici le témoignage d'une patiente.

Elle s'appelle F. C. et a 46 ans quand on lui diagnostique un cancer du sein avec métastases au poumon. Chirurgicalement, on lui enlève un sein et 15 ganglions lymphatiques. Elle commence une chimio extrêmement agressive devant durer un an (12 séances).

Ses nausées et vomissement duraient des nuits et des jours après chaque séance, elle ne pouvait presque plus s'alimenter, maigrissait, avait perdu

La Thérapie Nutritionnelle du Dr. Gerson

toute sa masse musculaire et ses globules blancs. Elle était donc à la merci de toutes les maladies qui passaient à tel point qu'elle était obligées de rester à l'hôpital après chacune de ses séances pour la préserver du pire. Après la neuvième séance, le médecin décida d'arrêter la chimio et la déclara en phase terminale, incurable : ses tumeurs cancéreuses n'avaient absolument pas diminué.

Son médecin naturopathe, avait entendu parler du traitement Gerson et elle alla dans la clinique à Tijuana, au Mexique. Mais elle était tellement intoxiquée par la chimio que la détoxication était très difficile. Elle avait des réactions sévères et continuait à avoir des nausées et des vomissements.

Mais peu à peu les poisons commencèrent à s'éliminer et au bout de six mois son corps a commencé à récupérer de son empoisonnement. Elle ne ressentait plus que de temps en temps ces bouffées de réactions dues à l'élimination des agents cytotoxiques.

Après 8 mois de son régime Gerson pratiqué à la

maison, elle a commencé à se sentir vraiment mieux, avec plus d'énergie, et de vivacité. Les nausées étaient de plus en plus rares. F. C. : *« Maintenant mon teint est lumineux, ma mémoire s'est améliorée, et mes cheveux ont repoussé, superbes, sans avoir besoin d'après-shampooing. [...] Le champignon qui me mangeait les ongles de pied a disparu, je pense que cela indique que mon système immunitaire s'est amélioré. Et aussi, mes varices qui sortaient sur mes jambes sont en train de rentrer. »*

Pendant des mois, les poisons qu'elle avait emmagasinés sortaient mais leurs effets toxiques continuaient à la rendre malade.

Tout cela est dur à supporter mais signifie que vous êtes en train de vous guérir. Le traitement est donc possible après une chimio, mais plus long et plus pénible. Il faut aussi l'adapter. Voyez dans le chapitre suivant le paragraphe qui y est consacré.

CHAPITRE 15
-
À cancer différent thérapie différente

Tous les cancers ne sont pas pareils. D'autre part si vous avez subi une chimio, votre pauvre corps empoisonné peut réagir d'une façon violente si vous pratiquez la cure standard. Le Dr. Gerson a donc prévu des protocoles différents selon les différents types de cancer et votre degré d'empoisonnement.

Après une chimio

État des lieux :

Le foie étant donc dans un état critique après une chimio, il faut y aller doucement pour ne pas le traumatiser encore plus. Il risque aussi de provoquer des diarrhées en éliminant la bile toxique. Vous risquez aussi d'avoir des flatulences, des maux de tête et des odeurs fortes car tous les émonctoires participent à l'élimination des toxines.

Votre formule sanguine est lamentable : plus assez de globules rouges pour oxygéner convenablement vos organes. Vous n'avez plus de défenses immunitaires et êtes à la merci des maladies. Vous êtes très faible, vous n'arrivez plus à penser, vous êtes déprimé et prostré, fatigué par le moindre effort. Vous manquez de plaquettes et vous avez des bleus au moindre petit coup, vous n'arrêtez pas de saigner à la moindre petite coupure. Vous devez donc éviter de prendre de l'aspirine, de manger beaucoup d'ail, de boire de l'alcool. Si le nombre de vos plaquette est excessivement bas, lil faut avoir recours à une transfusion.

Mutations cellulaires : L'Agence Internationale de Recherche contre le Cancer a identifié une vingtaine d'agent différent communément utilisés dans les chimios et qui sont de puissants cancérigènes. Ils vous donneront des métastases, surtout si vous en avez un « cocktail » de plusieurs.

La Thérapie Nutritionnelle du Dr. Gerson

Léonard DeVita, MD : « *Les combinaisons de chimiothérapies peuvent augmenter de façon significative le risque de tumeurs secondaires, spécialement dans le cas des leucémies nonlymphocitaires. La combinaison de cyclophosphamide, lomustine, et vincristine (3 cytotoxines) conduit à une leucémie dans 14 % des cas dans les quatre ans qui suivent le traitement. Le nitrogène moutarde, la Vincristine, le Prednisone et le Procarbazine pour le traitement de la maladie de Hodgkin augmentent les taux de leucémie de 17%. La radiothérapie par la suite augmente encore le risque de leucémie.* »

Accélération de l'augmentation de la taille de la rumeur. Pour réagir contre l'attaque des cytotoxiques, les cellules malignes développent des stratégies de survie, deviennent résistantes aux chimios et augmentent leur capacité à se développer et à se métastaser.

De nombreuses études menées sur des patients et des animaux en laboratoire ont prouvé ce paradoxe. Nous le savions déjà avec les antibiotiques et les microbes, mais c'est moins connu dans le domaine du cancer.

Votre protocole :

Votre corps a donc subi des dégradations terribles après avoir été exposé à des agents cytotoxiques = des poisons pour la cellule... quelque soit la cellule, qu'elle soit saine ou non... Cela dépend aussi du nombre de séances que vous avez reçues et des agents injectés.

Contrairement à la chirurgie et à la radiothérapie qui sont ciblées, la chimio est générale, elle s'attaque au corps entier. Et très souvent, quand on fait une autopsie après la mort d'un patient cancéreux, on découvre qu'elle est due à une nécrose du foie et non à son cancer, et cette nécrose est due au fait que le foie est « mort d'une overdose » de toxines qu'il n'a pas pu éliminer.

Pour ne pas submerger le foie de toxines, il faut donc commencer la détox plus doucement : 60 à 120 ml par jour de jus de légumes vert et jus de pomme. Supprimez le jus de carotte.

La Thérapie Nutritionnelle du Dr. Gerson

Commencez par 60 ml puis, tous les deux jours, augmentez un peu la quantité en fonction des réactions de votre corps. Ce n'est que lorsque vous supporterez bien ces jus à dose normale (240 ml) que vous pourrez réintroduire les jus de carotte.

Le programme d'introduction des jus est le suivant :

1- un jus d'orange pendant 2 jours puis on y ajoute

2- Les 4 jus de légumes verts répartis dans la journée; puis vous ajoutez

3- 5 jus moitié carotte moitié pomme; et enfin

4- 3 jus de carotte.

Si vous avez des effets secondaires (nausées), diminuez la dose à nouveau.

Introduisez les compléments alimentaires (Kali'Claire, Lugol, Pnacréatine, CoQ10) progressivement sur une à deux semaines, et en fonction de ce que vous avez : voir ci-dessous.

Si vous avez les complications ou cancers suivants :

Reins :

La dose de Kali'Claire doit être divisée par 4 quand vous commencez les jus de légumes verts. Puis augmentez progressivement sur 2 semaines environ. Observez bien vos réactions. Comme indiqué plus haut, il faut que vos reins soient en bon état et capables d'éliminer le potassium sous peine de problèmes cardiaques.

Foie :

L'administration de Lugol ne se fera qu'après une semaine de traitement jus et à la dose de 1 goutte par jour, avec augmentation progressive. Surtout en cas d'insuffisance hépatique ou de métastases au foie, il faut être très prudent. Diminuer la dose en cas de signes d'hyperthyroïdie, de tachycardie, anxiété, insomnie, tremblements.

En ce qui concerne la Niacine = vitamine B3 : Là aussi, en cas de problèmes de foie, il faut être prudent et commencer par 100 à 150 mg par jour

La Thérapie Nutritionnelle du Dr. Gerson

seulement.

Ulcères, saignements gastro-intestinaux :

Si vous avez des problèmes d'ulcère qui saignent, gastrite, ou si vous prenez de la Prednisone ou autres stéroïdes, vous ne devez pas prendre de Niacine du tout.

Sarcome :

La Pancréatine est contre-indiquée dans le cas de patients avec un sarcome.

Métastases osseuses et cancer du poumon :

Le Laetrile (Amygdaline) sera utilisé d'abord pour diminuer la douleur : 3 g (5 cc) en intraveineuse une fois par jour.

Pour tous les cancers :

Lavements au café et à l'huile de ricin : L'huile de ricin étant un détoxiquant très fort il ne peut être utilisé avant 6 à 9 mois de traitement Gerson pour le pas submerger le foie et donc d'avoir des réactions violentes de la part de notre corps. On fera des lavements au café 2 à 3 fois par jour, un petit litre à chaque fois. Si cela est trop violent, on fera le mélange suivant : 500 ml de café et 500 ml de décoction de Camomille pour le pas trop solliciter le foie.

En général, si vous avez le foie en très mauvais état, les compléments ci-dessus ne doivent pas dépasser la moitié de la dose normale pendant 9 à 14 mois. La durée de la thérapie sera plus longue mais la santé sera au bout.

CHAPITRE 16
-
Les analyses de laboratoire

Envers et contre tout et tous, vous vous lancez dans cette thérapie interdite par les médecins. Mais il y a des choses qu'il faut suivre malgré tout, des analyses à faire, ne serait-ce que pour vous montrer les améliorations ou éviter une détérioration.

Pour ce point là, il fait espérer que votre médecin généraliste vous aime bien et acceptera de vous ordonner des analyses. Il comprendra sans doute mieux que moi ce qui suit : je me suis contenté de traduire et de résumer ce que j'ai trouvé dans le livre de Charlotte Gerson.

Ce qu'il faut suivre :

<u>Le taux de calcium dans votre sang :</u>

Cela aide à diagnostiquer les problèmes de : arythmie cardiaque, coagulation, équilibre basico-acide, système endocrinien. Pour un adulte, il doit se situer entre 8,9 et 10,1 mg/dl. Pour un enfant, les chiffres sont plus hauts.

Quand le niveau de calcium est trop haut vous pouvez faire de l'hypercalcémie c'est-à-dire avoir les problèmes suivants : hyperparathyroïdie, maladie de Paget, multiples myélomes, carcinome.

Quand le niveau de calcium est trop bas vous pouvez avoir de l'hypoparathyroïdie, ou une mauvaise absorption du calcium. Cela peut vous amener au syndrome de Cushing, à une insuffisance rénale et à une pancréatite aigüe et s'accompagne de douleurs osseuses et lombaires, de calculs rénaux, et d'un manque de tonicité musculaire. Les premiers symptômes sont des nausées, des vomissements et de la déhydratation, puis une sorte d'hébétude pouvant aller jusqu'à l'arrêt cardiaque. C'est pour cela qu'il vous est dit de vérifier si vos reins fonctionnent bien avant de prendre du potassium.

Le taux de phosphates

Pour déterminer si vous avez un déséquilibre acido-basique, ou des problèmes rénaux, endocriniens et de calcium. Il doit se situer entre

2,5 et 4,5 mg/dL (ou 0,80 et 1,40 mmol/L). Pour les enfants ce taux peut monter jusqu'à 7 mg/dL (2,25 mmol/L).

Ces deux taux fonctionnent ensemble : l'élimination des phosphates en excès dans l'urine augmente ou diminue en proportion inverse des niveaux de calcium.

Une trop grande concentration de phosphates peut mener à une fragilisation des os, des difficultés à calcifier en cas de fractures, et à l'acromégalie, acidose diabétique, occlusion intestinale et insuffisance rénale.

Pas assez peut être dû à la malnutrition ou à une mauvaise absorption des nutriments, à un traitement contre l'acidose diabétique. Chez les enfants cela peut les empêcher de grandir.

Le taux de sodium

Il permet de vérifier la distribution de l'eau dans le corps, la pression osmotique des fluides extracellulaires, les fonctions neuromusculaires et encore une fois l'équilibre acido-basique. Il influence aussi les niveaux de chloride et de potassium dans le corps.

Le sodium est absorbé par les intestins et excrété par les reins et un peu par la sueur. Trop de sel provoque la rétention d'eau et l'œdème. Les normes se situent entre 135 et 145 mmol/L. Mais les personnes qui suivent le traitement Gerson sont au régime sans sel et le taux acceptable pour eux se situe vers 127 mmol/L.

En plus de l'œdème, trop de sel peut conduire aux problèmes suivants : soif permanente, mucus collant, oligurie (on ne fait pas assez pipi), mauvais réflexes, hypertension et dyspnée (difficulté à inspirer ou à expirer). D'après Charlotte Gerson, il est pratiquement impossible de manquer de sodium car il y a toujours un peu de sel dans les aliments. Mais si par le plus grand des hasards vous en manquiez vous pourriez être fatigué, avoir des maux de tête des douleurs abdominales des tremblements et des convulsions. Cela pourrait arriver si vous transpiriez beaucoup, si vous aviez une forte diarrhée avec des vomissements, preniez des diurétiques...

En plus de votre prise de sang, faites aussi une analyse d'urine.

Le taux de potassium

Le potassium est absolument nécessaire à notre métabolisme. Il faut savoir si vous en avez en en excès ou au contraire si vous êtes en manque. Cela permet de vérifier si vos reins fonctionnent bien, votre équilibre acido-basique, le métabolisme de votre glucose, vérifier si vous avez de l'arythmie cardiaque, des désordres neuromusculaires ou endocriniens. Le niveau doit se situer entre 3.8 et 5.5 mEq/L (mmol/L). Avec la thérapie Gerson, vous devriez vous situer plutôt dans le haut. Si vous dépassez la limite supérieure, diminuez votre prise de potassium ou arrêtez pendant quelques jours.

Le taux de chloride :

C'est un des ions qui se retrouve majoritairement dans le liquide extracellulaire. Le Cl- interagit avec l'ion Na+ pour maintenir la pression osmotique, la pression artérielle, le volume sanguin et encore l'équilibre acido-basique. Le niveau doit se situer entre 100 et 108 mEq/L. En avoir trop peut conduire à l'acidose. Cela peut provenir d'une sévère déshydratation (ce qui ne risque pas de vous arriver avec le protocole de jus Gerson), d'une insuffisance rénale grave ou d'un choc à la tête.

<u>Le taux des déshydrogénases lactique :</u>

Appelée encore lacticodéhydrogénase (LDH), cette enzyme intervient au cours des réactions d'oxydation à l'intérieur des cellules afin de produire de l'énergie. Ce taux augmente en cas de nécrose, il permet donc de diagnostiquer un infarctus, des hépatites, des infections bactériennes et il est utilisé dans les suivie des chimiothérapies. Il y a 5 LDH spécifiques de certaines affections. Le taux doit se situer entre 48 et 115 U/L. Très utilisé pour faire des diagnostiques.

Le taux d'Aspartate Transaminase / Aspartate aminotransférase :

Permet de surveiller les problèmes cardiaques et de diagnostiquer les problèmes hépatiques graves. La norme se situe entre 8 et 20 U/L, et est quatre fois plus élevé pour les enfants.

Le taux de Bilirubine :

Donne des indications sur l'état de santé de votre foie et de votre vessie. Aux environs de 11 mg/dL, tout va bien.

Le taux de Gamma-Glutamine-Transpeptidase :

Lui aussi permet de vérifier l'état du foie (cancer, jaunisse). Le taux varie entre hommes et femmes et selon l'âge. Pour les hommes entre 18 et 50 ans : de 10 à 39 U/L; plus âgés, le taux peut monter jusqu'à 48 U/L. Pour les femmes, quelque soit l'âge, le taux se situe entre 6 et 29 U/L. La thérapie Gerson fait que les chiffres sont souvent dans le haut de ces fourchettes.

Le taux de phosphatase acide prostatique (PAP) :

Le dosage des PAP est utile dans la surveillance des cancers de la prostate et détection des métastases osseuses ou des prostatites. Mais on lui préfère actuellement le dosage de l'antigène prostatique spécifique (PSA) dans ces indications.

En 2008, des chercheurs américains ont découvert que les PAP ont une action antalgique qui se révèle 8 fois plus puissante que la morphine. En effet, alors que l'action de la morphine s'estompe au bout de cinq heures, celle des PAP permet de garder la douleur sous contrôle pendant trois jours. De plus, les phosphatases acides prostatiques n'ont pas les effets secondaires indésirables des dérivés opiacés (notamment les vomissements, la confusion mentale, la constipation et la dépression respiratoire). La norme se situe entre 0,4 et 2,8 U/L.

La Thérapie Nutritionnelle du Dr. Gerson

<u>Le taux de phosphatase alcaline :</u>

Il se situe entre 30 et 120 U/L pour les adultes et entre 40 et 200 U/L pour les enfants. En dessous de ces chiffres, cela peut vouloir dire que vous souffrez d'hypothyroïdie, d'insuffisance hépatique ou d'anémie sévères, de scorbut; au dessus, cela indique des maladies osseuses, une obstruction biliaire, un cancer du pancréas ou du sein, de l'ovaire, de l'utérus ou de la prostate, ou des testicules.

<u>Alanine transaminase et glutamate-pyruvate-transaminase :</u>

Une fois de plus si ce taux est trop élevé, cela signifie que le foie est en très mauvais état. De 10 à 32 U/L pour les hommes et de 9 à 24 U/L pour les femmes.

Naturellement il est bon aussi de surveiller le cholestérol et les triglycérides, le taux d'urée et de créatinine, d'acide urique, de glucose et sucres rapides, de fer, globules rouges, globules blancs et plaquettes. Ouf !

Faites en une liste complète et demandez à votre médecin s'il veut bien vous ordonner ces analyses et vous aider à faire votre thérapie Gerson. S'il est ouvert d'esprit, vous aime bien et que c'est votre dernière chance, il le fera. Sinon, changez de médecin. Allez voir un homéopathe ou un naturopathe. Ils seront sans doute intéressés par votre expérience.

CHAPITRE 17
-
Et le psychisme dans tout ça

« Les maux du corps sont les mots de l'âme, ainsi on ne doit pas chercher à guérir le corps sans chercher à guérir l'âme. »

Platon

L'effet du psychisme sur la santé n'est plus à démontrer. Mais rares sont les médecins qui vous demandent si vous n'avez pas eu des problèmes ces derniers temps qui pourraient avoir influé sur votre état. En cas de cancer ce serait particulièrement criant. Personnellement je suis persuadée que le Dr. Hamer a aussi raison et que suivre ses conseils tout en faisant la thérapie Gerson ne peut pas faire de mal. Surtout qu'ils ont beaucoup de points en commun.

Le Dr. Hamer a eu un cancer des testicules à la suite de la mort de son fils et il en a déduit que c'était ce choc émotionnel qui lui avait provoqué ce cancer. Il a appelé ce choc DHS = Dick Hammer

Syndrome, du nom de son fils. Après avoir étudié 15 000 cas de cancer, il a trouvé un certain nombre de caractéristiques qu'il a regroupé sous le nom de « Loi d'Airain du Cancer » :

Tous les cancers et toutes les maladies associées commencent sous la forme d'un DHS. Il s'agit d'un choc conflictuel grave qui se manifeste simultanément à trois niveaux : psychique, cérébral et organique.

Le thème du conflit psychique détermine l'emplacement du foyer, aussi appelé Foyer de Hamer, dans le cerveau ainsi que l'emplacement du cancer dans l'organe.

Le déroulement du conflit psychique est en corrélation avec le développement du Foyer de Hamer dans le cerveau et avec l'évolution du cancer dans l'organe.

Le Dr Hamer illustre cela avec l'exemple d'une femme qui trouve son mari au lit avec une autre femme.

La Thérapie Nutritionnelle du Dr. Gerson

- En tant que frustration sexuelle, cela déclenche un cancer de l'utérus.
- Par contre, si elle perçoit cela comme un conflit avec le partenaire, alors une droitière développera un cancer du sein droit.
- Si elle éprouve de la peur et de la répugnance, elle souffrira d'hypoglycémie.
- Avec un manque d'estime de soi, on pourra voir apparaître un cancer de l'os pubien.
- Si le manque d'estime de soi était du à un échec au niveau sportif plutôt que sexuel, alors le problème apparaîtrait dans un bras ou une jambe ou peut-être dans les doigts ou l'épaule.

D'autres situations typiques pouvant entraîner des conflits biologiques sont les situations de perte : perte d'un être cher, d'un emploi, d'un bien précieux ou d'un territoire.

Le Dr Hamer pense que la plupart des métastases ou tumeurs secondaires sont provoquées par la peur du cancer ou la peur de la mort résultant du diagnostic de cancer ou d'un pronostic négatif. Cependant, dans ce cas aussi, le choc conflictuel consécutif n'est peut-être pas la peur de la mort mais plutôt de la colère, du ressentiment ou un conflit de séparation d'avec son partenaire ou ses enfants, ce qui suscite l'apparition de tumeurs à différents endroits. Par ailleurs, un diagnostic de cancer du côlon entraîne fréquemment un cancer du foie à cause de la peur inconsciente de manquer de nourriture.

Je vous mets ici un article-témoignage de Jean-Jacques Crèvecœur qui a longuement étudié les théories de Hamer.

Depuis deux mois, j'ai entrepris de vous partager pourquoi et comment j'avais décidé de vérifier la validité des travaux du docteur Ryke Geerd Hamer depuis que j'avais eu connaissance de ses travaux en 1988. Scientifique de formation, spécialisé dans le domaine de l'épistémologie des sciences, je ne suis pas du style à croire naïvement tout ce qu'on me dit, tout simplement parce que la thèse présentée paraît séduisante ou alternative. Dans le monde des thérapies parallèles, j'ai entendu tellement d'âneries déguisées en explications pseudo-scientifiques que j'ai appris à ne pas m'emballer lorsque je découvre une nouvelle approche de la santé. C'est donc en confrontant les théories de Hamer à des faits, à des observations, à des témoignages de première main que je me suis fait, petit à petit, une opinion précise de son travail. Sachant que toute conclusion est forcément provisoire, jusqu'à preuve du contraire...

Quand éduquer son enfant devient un calvaire

Début novembre 1998. À l'époque, je vis dans un petit village de l'Est du Brabant Wallon, en Belgique. Grâce à l'école du village, j'ai fait la connaissance de parents d'enfants qui fréquentent les mêmes classes que mes trois filles. Avec certains d'entre eux, des affinités se sont créées et je bavarde volontiers avec l'un ou l'autre à la sortie des cours. Nous nous rendons aussi des services mutuels, lorsque l'un d'entre nous n'est pas disponible pour assumer ses obligations parentales. C'est ainsi qu'une amitié est née avec Sylvie, femme courageuse et dynamique de quarante-trois ans, durement éprouvée par le décès de son mari, deux ans auparavant, suite à un cancer du foie. Sa fille Morgane était dans la classe de ma plus jeune fille lorsque le drame est arrivé.

Un soir, Sylvie vient sonner à ma porte. Elle est effondrée. Sa vie de mère monoparentale est devenue un véritable enfer. De plus, elle ressent depuis quelques mois une grosseur suspecte au sein gauche. « Jean-Jacques, me dit-elle, je suis extrêmement inquiète. J'ai vraiment l'impression d'être une très mauvaise mère pour Morgane. J'ai besoin de ton aide et de tes conseils... » Et elle me raconte qu'elle a perdu le contrôle sur les réactions de sa fille. Étant veuve et seule avec sa fille de six ans, elle se voit dans l'obligation de jouer à la fois le rôle de mère et le rôle de père. Mais chaque fois qu'elle dit NON à sa fille, chaque fois qu'elle lui pose une limite, Morgane fait des crises d'une intensité inouïe, tapant des pieds avec force, hurlant avec violence et se frappant la tête contre les murs. À un point tel qu'à plusieurs reprises, elle en a perdu connaissance. Quand je lui demande comment elle vit cette situation, elle me répond : « Je suis désespérée et inquiète pour ma fille. Déjà qu'elle manque de père depuis la mort de mon mari, mais en plus, je suis vraiment une très mauvaise mère. Je crains donc que mon enfant manque de tout ce dont elle a besoin... » me répond-elle.

À travers ses phrases, je comprends tout de suite l'origine de la grosseur dans son sein gauche. Comme le décrit Hamer, lorsque la femelle mammifère craint que son petit manque de nourriture, elle va multiplier le nombre des glandes mammaires et en modifier les performances, les rendant capables de produire un lait infiniment plus riche que le lait maternel ordinaire. Cette réaction naturelle du corps est caractérisé par la médecine officielle de cancer du sein. Pour Hamer, comme il l'énonce dans sa cinquième loi, il s'agit d'un « programme bien-fondé de la nature pour assurer la survie en situation d'urgence. » C'est bien ce que vit Sylvie : elle est convaincue que son jeune enfant est en train de manquer de tout (à la fois d'un père vivant et d'une bonne mère), il faut donc qu'elle compense en urgence ce manque essentiel et vital en développant, grâce à son cancer glandulaire du sein gauche, une capacité à sur-nourrir sa fille...

Hélène Delafaurie

Comme Sylvie est davantage préoccupée par les problèmes comportementaux de sa fille, je n'insiste pas sur sa grosseur au sein et je choisis de me centrer sur le véritable problème (comment éduquer son enfant adéquatement) plutôt que sur la conséquence de ce problème (la tumeur cancéreuse). Comme le disait Hippocrate, lorsque tu soignes une maladie, ne cherche pas seulement la cause, mais la cause de la cause. Je donne donc à Sylvie des conseils très précis, de manière très directive. Pendant deux heures, je résume à Sylvie ce que j'enseigne dans les formations de parents que je dispense depuis plusieurs années. Et je termine en lui disant : « Si tu appliques mes conseils à la lettre, tu verras, ta fille retrouvera son équilibre et vous connaîtrez à nouveau l'harmonie. » En lui disant cela, je suis convaincu de la réussite de ma stratégie, car elle se base sur mes propres expériences à la fois personnelles et professionnelles.

Quelques semaines plus tard, Sylvie interpelle ma femme pour lui confirmer que mes conseils ont superbement bien fonctionné. Sa fille ne fait plus aucune crise, l'harmonie s'est réinstallée entre elles et elle se sent à nouveau comme une bonne mère…

Une guérison spontanée aux allures inquiétantes

Mars 1999. C'est la première fois que je revois Sylvie depuis notre rencontre de l'automne précédent. Nous nous croisons « par hasard » dans l'agence bancaire du village. Sylvie manifeste une grande agitation. Elle vient de retirer de l'argent de son compte pour filer à l'hôpital en urgence : elle m'annonce en panique qu'elle doit se faire enlever le sein gauche au complet pour cause de cancer ! Je me souviens alors de sa grosseur au sein gauche que j'avais choisi de ne pas évoquer avec elle.

Me rappelant ce qu'elle avait dit à ma femme également, je pensais sincèrement que tout était rentré dans l'ordre. L'accalmie avec sa fille aurait-elle été de courte durée ? Sa grosseur au sein avait-elle une autre origine ? Tout à coup, je suis pris d'un doute. Je lui demande alors de me préciser le diagnostic médical qui lui a été présenté. Elle me répond qu'elle a consulté quelques semaines auparavant et qu'on lui a découvert des microcalcifications, raison pour laquelle elle doit subir en urgence une ablation complète du sein...

Je sursaute en entendant cela. Puis je lui dis : « Mais c'est une excellente nouvelle que tu aies des microcalcifications ! Allons plutôt nous chercher une bouteille de champagne qu'on fête ensemble ta guérison. » Elle me regarde abasourdie. De mon côté, je ne lui laisse pas le temps de réfléchir et je l'emmène illico dans mon bureau. Je sors un des livres de Hamer et je lui montre le passage qui décrit les microcalcifications comme le résultat de la désagrégation d'une tumeur glandulaire au sein. Je lui explique que pendant l'automne, elle a probablement démarré une tumeur cancéreuse qui s'est guérie d'elle-même depuis qu'elle ne s'inquiète plus pour sa fille. Et j'ajoute : « Ces microcalcifications en sont la preuve formelle. Ce que tu as dans ton sein, c'est tout simplement comme du lait caillé. »

Finalement, Sylvie s'est quand même rendue à

l'hôpital, mais a postposé l'opération jusqu'à plus ample information. Elle a exigé de son oncologue qu'il lui fasse une biopsie pour mettre en culture les cellules prélevées. Trois semaines plus tard, l'hôpital la rappelait pour annuler l'opération : aucune activité maligne n'avait été détectée au niveau des microcalcifications.

Aujourd'hui encore, je repense à ce concours de circonstances qui a permis à Sylvie de garder sa belle poitrine intacte. Si elle avait subi un dépistage en novembre, son cancer en phase active aurait été découvert - elle serait rentrée dans la machine infernale de l'opération, de la chimiothérapie et de la radiothérapie. Alors que la simple résolution de son problème parental suffisait à la guérir. Si elle ne m'avait pas croisé « par hasard » une heure avant d'entrer à l'hôpital, on lui aurait enlevé un sein parfaitement sain à cause de l'ignorance de son oncologue.

Conclusion de cet épisode : le dépistage systématique n'est pas nécessairement synonyme de prévention. Parfois, c'est même le contraire qui se passe. Dans le cas de Sylvie avec qui je suis encore en relation aujourd'hui, cette aventure s'est bien terminée.

Je vous ai donné cet article parce que c'est exactement ce qui m'est arrivé. J'élevais seule mon fils, qui plus est au Japon, loin de tout, et j'avais des problèmes et de grosses inquiétudes. Puis nous avons résolu nos problèmes et tout allait bien. Je suis allée en France et pour une fois, je me suis fait faire une mammographie qui m'a détecté des microcalcifications. « Je refuse de vous laisser repartir au Japon avec ça ! Vous risquez de ne jamais revenir. » Ce genre de phrase inquiète fatalement, et je n'ai pas eu la chance de rencontrer J-J Crèvecœur sur le trottoir à ce moment. Je me suis donc fait opérer - sans sécurité sociale puisque je vivais au Japon - et après analyse on m'a dit que je n'avais rien de cancéreux. L'angoisse éprouvée à l'époque aurait pu me donner un nouveau cancer.

La Médecine Nouvelle du Dr. Hamer affiche un taux de réussite de 95 % dans le renversement du cancer dans des conditions idéales, c'est-à-dire une résolution rapide du conflit, aucun nouveau conflit et aucune interférence de la médecine conventionnelle. Cependant, beaucoup de patients souffrant de maladies à un stade avancé peuvent s'avérer incapables de résoudre leurs conflits ou le résoudre trop tard, et donc ne pas réagir au traitement. Malgré tout il est bon d'essayer de voir clair en soi et de mettre toutes les chances de son côté.

La thérapie Gerson et celle de Hamer ne sont pas du tout en concurrence : nettoyer le corps de toutes nos toxines ET notre esprit de toutes nos peurs et conflits ne peut que donner un bon résultat.

CHAPITRE 18
-
Quelques témoignages

Dans ce domaine là aussi, il y a des « success stories » qui méritent d'être connues. Généralement on utilise ce terme pour les self-made men, les hommes d'affaires qui, partis de rien, sont maintenant multimillionnaires.

Ici c'est l'histoire de personnes abandonnées par la médecine officielle et qui sont plus que multimillionnaires : elles sont riches d'une vie et la vie n'a pas de prix.

Pour y arriver, ces personnes n'ont pas hésité à refuser les traitements qu'on leur proposait, elles ont cherché, elles se sont battues contre leur maladie mais surtout contre l'establishment médical, leur famille, leurs amis. Voici l'histoire de ces hommes et femmes d'exception.

J'AVAIS UN CANCER DU POUMON PHASE IIIA

John Peters, de Pittsburg, 60 ans. Il mangeait

sainement, nageait des dizaines de longueur dans sa piscine cinq jour par semaine, ne fumait pas et avait une très bonne santé d'après son dernier check up. C'était en 1989, trois mois avant qu'on ne lui découvre un carcinome phase IIIA dans le poumon.

On lui proposa le traitement classique : chirurgie et enlèvement d'une partie du poumon, chimio et radiothérapie. Le taux de réussite à cinq ans hésite entre 30 et 80% s'il n'y a pas de métastases. Avec métastases, entre 10 et 35%. Dans son cas le taux de réussite possible était de 10 à 15%. En phase IIIB, cela chute à 5% et en phase IV, à 3%.

John se fait donc tout de suite enlever la moitié du poumon, et subit 24 séances de radiothérapie avec les conséquences habituelles : toux constante, crachats de sang, respiration rauque et courte, beaucoup de sécrétions, des infections récurrentes du poumon, perte de poids, enflure du visage et une immense fatigue le rendant très amoindri.

Malgré tout cela, au bout d'un an, l'examen révéla qu'il devait de nouveau subir une chirurgie et une chimio.

Hélène Delafaurie

« Quand j'ai refusé la chirurgie et la chimio, les médecins m'ont dit que je n'avais aucune chance de survie » explique-t-il « J'ai fait des recherches sur le cancer du poumon et j'ai réalisé que la seule raison pour laquelle j'avais le cancer était que mon corps l'aidait. Donc que si je ne changeais pas l'environnement de mon corps, le cancer reviendrait.

En mai 1991, j'ai démarré une Thérapie Gerson à la maison. J'étais très faible et cette thérapie me demandait beaucoup d'efforts mais j'étais face à la Grande Faucheuse, alors j'étais bien motivé.

En seulement trois semaines, j'ai su que la thérapie marchait : je me sentais plus fort, je toussais moins et je me sentais mieux. Et le plus surprenant, je reprenais du poids avec ce régime végétarien. Après avoir tellement perdu de poids ces derniers mois, je n'avais plus que la peau sur les os.

Cela fait maintenant 7 ans que je n'ai plus de cancer. Je suis devenu végétarien, j'évite l'alcool, le café, le sucre et la farine raffinés, je continue à me presser des jus, j'en bois environ 720 ml par jour.

La Thérapie Nutritionnelle du Dr. Gerson

Pour moi, il n'y a aucun doute : cela ferait sept ans que je serais au cimetière sans la Thérapie Gerson. Quand je suis retourné voir le chirurgien en 1996, il était stupéfait de me voir encore vivant. »

Dix ans après, John se portait toujours très bien.

UN CANCER INOPÉRABLE DU POUMON PHASE IIIB

À la mi-janvier 1979, Jésus Lechuga Valdez rentre d'un voyage d'affaire avec un gros rhume. Une semaine plus tard, il toussait beaucoup et avait un enrouement persistant qui l'empêchait de parler. Pendant six mois il fut traité par trois médecins allopathiques et un homéopathe, pensant que sa toux venait d'un forme d'asthme. Il avait 66 ans.

Finalement la radio révéla une tumeur de 5 cm dans le haut du poumon droit qui n'existait pas l'année précédente. Une biopsie montra un carcinome à cellules larges et indifférenciées, phase IIIB, avec métastases. Il fut déclaré inopérable avec une espérance de vie de six mois.

Il subit quand même une radiothérapie intense

(3200 cGy) pendant six semaines, pour alléger ses symptômes, non pour le soigner. À cause de cette irradiation massive, M. Lechuga, en plus de sa dépression, n'avait plus d'appétit, perdait du poids, sa peau était devenue sombre à l'endroit de l'irradiation, il avait du mal à déglutir car son œsophage était brûlé par les rayons.

Vingt deux ans plus tard, il avait encore du mal à déglutir.

Un mois après sa radiothérapie, la tumeur avait grossi, la toux était revenue et sa fille décida de tenter la thérapie Gerson et M. Lechuga entra à la clinique Gerson fin octobre 1979.

Il avait beaucoup de mal à supporter les jus, les lavements au café et à l'huile de ricin, le régime sans sel et végétarien, et il déprimait gravement. Mais bien soutenu par toute la famille et en particulier par sa femme, il finit pas sortir de cette déprime. Il finit par faire suffisamment de progrès pour pouvoir sortir de son lit, recommencer à manger et même retourner travailler à temps partiel. C'est de s'asseoir à nouveau à son bureau qui lui a donné la force de prendre part à sa guérison.

En octobre 1981, il participa comme conférencier au congrès des survivants Gerson. En 1985, un IRM confirma qu'il n'avait plus du tout de cancer.

Pendant les 14 années suivantes, il se contenta de suivre la thérapie Gerson de loin : quatre verres de jus tous les jours, manger sainement, peu de viande...

Jésus Lechuga et sa femme Dolorès voyagèrent beaucoup, firent des croisières et des voyages organisés. C'est pendant une de ces croisière avec des repas énormes et pas très sains qu'il ressentit une douleur dans l'omoplate. D'abord on pensa à une contracture musculaire, mais il s'avéra que c'était une tumeur et fin octobre 1999, exactement vingt ans après la première fois, il retourna à l'hôpital Gerson. Ce genre de sarcome étant inopérable, M. Lechuga reprit ses jus et son régime végétalien sans sel. Il devait mourir un mois plus tard... d'une crise cardiaque, après vingt ans de « rémission » et un diagnostic de six mois de survie.

Hélène Delafaurie

CANCER DES OVAIRES

C'est un des cancers féminins les plus fréquents et en constante augmentation. Ses cellules cancéreuses se diffusent dans la cavité abdominale et provoquent des métastases au foie, dans les intestins, la vessie, passent à travers le péritoine et vont se nicher dans les poumons, l'estomac...

Sandra Whitwell avait 17 ans quand elle commença à ressentir les premiers symptômes : douleurs intolérables au moment de ses menstruations et crampes abdominales. À 20 ans elle se marie et à 23 ans on lui découvre des kystes ovariens qui lui sont enlevés chirurgicalement. Puis elle fit une endométriose. Les médecins lui demandaient toujours si elle avait des enfants car il fallait penser à lui faire une hystérectomie et une ovariectomie.

Elle et son mari adoptèrent un petit garçon. Mais, alors que le petit Aaron avait 3 ans, son père mourut, victime du devoir : il était policier. Les kystes réapparurent et furent opérés pour la troisième fois.

La Thérapie Nutritionnelle du Dr. Gerson

En 1985 on lui enlève une tumeur grosse comme un pamplemousse et on procède à l'hystérectomie. Le chirurgien lui annonce qu'elle a un cancer des ovaires mais Sandra refuse l'opération car elle nécessitait une grosse transfusion sanguine et c'était l'époque de la transmission du SIDA par le sang. De plus son assurance dénonça son contrat : elle n'avait plus de couverture maladie. Elle se retrouvait à 36 ans, veuve avec un cancer des ovaires et un petit garçon de 7 ans à tendance diabétique, avec simplement une toute petite pension de la part de la police.

« Heureusement, j'avais des parents qui m'aimaient et qui étaient prêts à tout pour m'aider. Ma mère était infirmière et avait soigné des patients atteints de cancers. Elle m'a déconseillé de faire cette thérapie toxique. Un ami d'Alaska m'a parlé de la thérapie Gerson et nous avons regardé des vidéos de Charlotte Gerson. Ma mère m'a dit que cela avait du sens.

Je suis allée à l'hôpital de Tijuana en septembre 1985, un mois après mon hystérectomie. Je ressemblais à un sac d'os ; j'avais perdu 14 kilos, j'étais épuisée au point de m'effondrer et je suis restée alitée pendant 4 mois. Ce sont ma mère et son compagnon qui se sont occupés de moi.

J'ai commencé à faire la cure et j'ai eu toutes les réactions de détoxication : dépression, larmes, nausée permanente, vomissements, maux de tête, sensations de brûlures en prenant les lavements à l'huile de ricin oralement et par voie rectale, perte d'appétit, insomnies, des douleurs partout dans les articulations, les muscles et les os.

Je sentais comme si j'étais enduite de produit pour faire les permanentes. J'avais l'habitude de me faire faire 5 permanentes par an et le liquide plein de poisons avait pénétré mes organes pour les empoisonner. La Thérapie Gerson faisait ressortir tous ces toxiques accumulés et j'empestais la permanente. »

C'est une leçon que nous apprend Sandra : Une personne devient ce qu'elle met à l'intérieur et sur son corps. Consommez et utilisez des produits

La Thérapie Nutritionnelle du Dr. Gerson

cancérigènes et vous deviendrez une petite usine à cancers. Baignez une partie de votre corps dans du poison comme Sandra l'a fait avec sa tête, et votre corps entier devient un réceptacle pour le cancer. Pour rester en bonne santé il faut utiliser de bons produits non-toxiques.

Ce n'est pas moi qui a écrit les lignes précédentes mais Charlotte Gerson. Moi, je dis : utilisez pour votre salle de bain et vos produits de nettoyage des produits non-toxiques tels que les produits Neways qui n'ont aucun ingrédient toxiques dans leur fabrication : ils en ont supprimé 3 000 depuis leurs débuts. C'est plus que les produits courants de supermarché qui vous disent fièrement qu'ils ont supprimé les parabens.

« A cause de mon ignorance je me suis fait du mal en utilisant des produits dits de beauté. Je me souviens qu'au collège, les couloirs du dortoir et ma chambre sentaient très mauvais le liquide à permanente et j'inhalais cet air pollué. En plus je buvais 6 tasses de café par jour. La Thérapie Gerson m'a appris à vivre d'une façon saine. ... J'ai

commencé à m'améliorer doucement. Cela m'a pris deux ans pour me nettoyer complètement puis mon système immunitaire a commencé à lutter contre le cancer. Un jour j'ai eu une poussée de fièvre jusqu'à 40° pendant une réaction de guérison. A partir de là, j'ai commencé à aller de mieux en mieux. Je n'ai pris aucun médicaments autres que les compléments prescrits par le Dr. Gerson. Quatorze ans après, je suis vivante et en pleine forme. ... »

« La détoxication est difficile à faire et les gens doivent savoir à quoi s'attendre. J'ai tenu un journal afin de me souvenir par quoi je suis passée et gérer mes bouffées de colères. Si vous voulez je peux vous aider, non ?

Cette thérapie n'est pas pour les mauviettes mais pour les battants. Il ne s'agit pas seulement de prendre une pilule ou d'avoir quelque professionnel de santé qui vous fait tout faire sans que vous ayez à vous bouger. Au lieu de ça, vous devez vraiment vous prendre en main, demander de l'aide à votre famille et à vos amis quand vous en avez besoin, surtout au début. Nous sommes tous tellement

La Thérapie Nutritionnelle du Dr. Gerson

habitués à la solution de facilité, aux fast-food ! La Thérapie Gerson est un traitement pour changer de vie.

« Permettez-moi de vous donner quelques conseils :

Faites un journal de vos émotions, de vos améliorations, de vos réactions physiques au traitement, de vos écarts au régime, de ce que vous avez fait et qui a provoqué une bouffée de réactions.

Essayez de préparer vos fruits et légumes pour le lendemain après avoir bu votre dernier jus de la journée. Vous n'avez pas de temps à perdre entre chaque jus, car il faut caser les lavements, organiser les compléments, acheter les légumes et les fruits, les laver, étudier les recettes et planifier les menus : l'organisation est une nécessité.

Pour l'huile de ricin, commencez à la boire tôt le matin : c'est une horreur. Utilisez une petite tasse. Mettez-y une càs de jus de fruit (pomme ou cranberry) et ajoutez vos 2 càs d'huile de ricin. ça passe mieux. On sent plus le goût du jus que celui de l'huile. Buvez un tasse de café chaud après pour accélérer le processus. (normalement le café est interdit dans la Thérapie Gerson. Mais la prise d'huile de ricin est le seul cas où il est autorisé, pour augmenter les spasmes de l'estomac et faire passer plus vite l'huile dans l'intestin.) **L'huile de ricin est déconseillée pour les personnes ayant subi une chimio.**

Juste après avoir avalé votre huile de ricin, mangez un morceau de fruit et faites votre lavement au café. Sans aucun doute vous aurez une sensation totalement dégueu, mais vous vous sentirez tellement mieux le lendemain. À mon avis, boire l'huile de ricin est plus agréable que se faire un lavement à l'huile de ricin.

Prendre un lavement à la camomille est apaisant quand on a pris plusieurs lavements au café et qu'on n'arrive plus à retenir le lavement.

Ne soyez pas bouleversé si vous n'arrivez pas à retenir le lavement. Cela viendra peu à peu, vous tiendrez de plus en plus longtemps et votre sensation sera de meilleure en meilleure.

La Thérapie Nutritionnelle du Dr. Gerson

Allongez-vous sur le plancher, vous aurez moins de spasmes. Et aussi faites entrer le lavement tout doucement en montant ou en baissant le seau, en ouvrant ou en fermant la valve.

Si malgré tout vous continuez à avoir des spasmes intempestifs, vous pouvez mettre une càc de sels de potassium dans votre lavement au café, car le manque de potassium se manifeste par des spasmes abdominaux.

Prenez votre niacine (vit B3) sur un estomac plein ou laissez les comprimés fondre sous la langue.

Si vous demandez de l'aide extérieure, ayez 2 ou 3 personnes comme ça, si l'une d'elles ne peut pas venir vous pouvez demander à une ou un remplaçant.

Ayez des pensées positives, écoutez ou jouez de la musique, pensez que vous êtes en train de surmonter tous vos troubles. Ne vous apitoyez pas sur vous-même. Écrivez vos pensées négatives dans votre journal pour les sortir de vous... et le lendemain, quand vous vous relirez, vous vous demanderez bien pourquoi vous aviez ces pensées.

Hélène Delafaurie

Chaque étape de ce processus est importante -jus, alimentation, compléments, lavements - , à recommencer tous les jours. Collez-y, n'oubliez rien, soyez discipliné ! et vous obtiendrez le succès !

Souvenez-vous que Dieu ne vous donne jamais plus que vous ne pouvez supporter. Vous réussirez et vous serez ensuite celui ou celle qui sauvera la vie de quelqu'un d'autre après la vôtre. »

Sandra a continué à vivre sainement, à boire des jus de fruits et est en parfaite santé depuis plus de 14 ans après son cancer.

CANCER DU PANCRÉAS

« En France, le taux de survie à 5 ans après le diagnostic d'un cancer du pancréas est d'environ 5%. C'est l'un des cancers les plus graves. S'il est possible d'enlever entièrement la tumeur, le taux monte à 20%. » Pr. Hammel.

En septembre 1985, Patricia Ainey, demeurant au Canada, attrapa une pneumonie à 46 ans.

Fumeuse invétérée et alcoolique, elle avait malgré tout une assez bonne santé jusqu'à cette date. En 1986, on lui fit une biopsie sur un nodule qu'elle avait au pancréas et qui s'avéra être un adenocarcinome. L'oncologue lui dit : « *Rentrez chez vous, mettez vos affaires en ordre, votre cancer est inopérable.* »

« *Je m'étais résignée à la mort.* » Pat avait appris qu'elle avait des métastases à la vessie, au foie et à la rate. Cancer phase IV, environ 1% de survivants, ou moins. Aucune thérapie, seuls des soins palliatifs lui furent proposés par la médecine orthodoxe. « *Quand on vous dit ça, vous y croyez.* »

Puis elle lut dans le journal l'histoire d'une femme qui avait vaincu son cancer du pancréas avec la thérapie Gerson. Elle décida de la faire et son mari l'accompagna à Tijuana, et ils commencèrent à apprendre comment élaborer le protocole.

« *Ça n'avait rien de marrant, surtout ces lavements au café, mais j'avais décidé de le faire, je n'avais pas le choix.* »

Hélène Delafaurie

En dix jours, Pat commença à se sentir mieux qu'elle n'avait été depuis des mois. « *En décembre 1986, mon docteur me dit qu'il pensait que le cancer avait déguerpi.* » Il l'écrivit même : « *En conclusion, je voudrais dire que Mme. Ainey a survécu à une maladie qui est généralement fatale et qu'elle vit une vie à part entière.* »

En 1999, 15 ans après son diagnostique de mort imminente, Patricia Ainey était en pleine forme et regardait ses petit-enfants grandir. Depuis 14 ans, son cancer n'était plus qu'un mauvais souvenir. Elle continuait à boire des jus de fruits frais et se faisait un lavement au café tous les jours pour rester en bonne santé.

La Thérapie Gerson est non seulement une thérapie pour guérir du cancer mais surtout un changement de vie complet. C'est ce changement qui permet aux survivants du cancer de rester des « vivants à part entière » pendant de nombreuses années.

Dans son livre, le Dr. Gerson donne cinquante témoignages de patients guéris de leur cancer, ou de leur maladie chronique dégénérative. Juste à

La Thérapie Nutritionnelle du Dr. Gerson

titre indicatif :

- cancer du colon avec métastases au foie

- Lymphome

- Ostéosarcome avec métastases

- Mélanome avec métastases

- Hépatite C stade 3

- Arthrite

- Epilepsies

- Infarctus avec paralysie

- Cancer du sein

- Cancer de l'oesophage et du larynx

- Syndrome de la fatigue chronique et tumeur du foie

- Cancer des ovaires

- Adénocarcinome du pancréas

- Cancer du colon

Hélène Delafaurie

- Maladie de Hodgkin

- Cancer de l'utérus

- Cancer testiculaire et métastases aux 2 poumons

- Cancer des os

- Cancer de la prostate ….

CHAPITRE 19
-
Conclusion

Comme vous l'avez compris, recouvrer la santé avec la thérapie Gerson, c'est du temps complet. J'ai pratiqué une partie de ce protocole pendant quelques semaines, pour voir comment ça se passait. La première semaine, on est complètement débordé, on loupe l'heure de certains jus alors on prend du retard, on n'a pas le temps de sortir, passer à la poste devient une gageure, on rentre des courses en retard pour le jus suivant... et on sature de tous ces jus.

Donc cela demande une organisation d'enfer mais c'est votre vie qui est au bout.

Autres petits inconvénients : on va 5 fois plus aux toilettes que d'habitude, et même la nuit. Vos selles (si vous ne faites pas la thérapie parce que vous avez un cancer mais parce que vous pensez que ça ne peut pas vous faire de mal de vous nettoyer jusqu'au fond des cellules) seront passablement molles et particulièrement nauséabondes : réjouissez-vous au lieu de prendre un air catastrophé : vous vous détoxiquez. Vous êtes sur la bonne voie.

M. Day, journaliste médical : *« Avec l'internet qui donne toutes les informations médicales que vous cherchez, le système médical n'a plus le monopole de l'information. Il est en train de s'écrouler. Le système médical est très bon dans certains domaines. Les urgences par exemple. Si vous avez un accident vous serez très bien pris en charge. <u>Mais pour les maladies c'est lamentable.</u> »*

Vous avez décidé de prendre votre santé en main et vous avez cherché sur internet. Vous y avez trouvé ce livre. Il sera évolutif en fonction de vos questions et de vos réactions. Je compte sur vous pour m'aider et par là même aider les autres en m'informant de vos problèmes et de vos réactions. Comme je vous l'ai dit au début, je ne suis pas médecin, je me contente de vous informer sur ce qu'il est possible de faire. Il se peut que j'ai mal compris certaines informations. À vous de m'en faire part.

Ceux qui comprennent l'anglais pourront aller sur le site de l'Institut Gerson pour visionner les vidéo

La Thérapie Nutritionnelle du Dr. Gerson

ou lire les livres du Dr. Gerson et de sa fille Charlotte. Pour ceux qui ne peuvent pas le faire, je vous ai traduit et résumé plusieurs centaines de pages en anglais, car à l'heure actuelle, il existe bien peu de choses en français sur cette thérapie. Un livre et quelques articles.

Ne vous laissez surtout pas abattre en gémissant « Je n'y arriverai jamais ». C'est seulement une question d'organisation et de ténacité. Et puis déjà au bout de 3 mois vous pourrez commencer à assouplir un peu votre régime, si tout va bien, prendre moins de compléments alimentaires, ajouter un petit œuf à vos légumes, si vous le supportez... et ce sera devenu une telle routine que vous n'y penserez même plus.

N'oubliez pas que la santé est holistique : faites aussi du sport, de la marche à pied, un peu de yoga, de la marche nordique, dansez... et écrivez un livre sur votre aventure Gerson pour vaincre votre cancer. Vous aiderez sans doute beaucoup de personnes qui en ont besoin.

Et tâchez de garder au maximum ce nouveau style de vie saine qui vous évitera de recommencer à faire de votre corps une poubelle dans laquelle les maladies font leur lit.

Hippocrate, le vrai père de la médecine disait : *« Quand on est tombé malade, il faut changer de manière de vivre. Il est clair que celle qu'on suivait est mauvaise en tout, ou en grande partie, ou en quelque chose. »*

Et puis un jour peut-être les thérapies alternatives et certains conseils seront reconnus. Le Dr Semmelweiss avait suggéré en 1847 que les chirurgiens devraient se laver les mains avant toute opération En effet il avait remarqué que les cas de fièvre puerpérale tuant les jeunes mamans étaient 12 à 30 fois supérieurs dans les hôpitaux où les médecins passaient directement de la salle de dissection de cadavres à la salle d'accouchement. Ses idées et ses écrits sur le sujet ont été complètement niés par tous ses confrères. À la fin de sa vie il fut envoyé dans un asile psychiatrique où il décéda à l'âge de quarante-sept ans.

Alors plus qu'une centaine d'année à tenir !

La Thérapie Nutritionnelle du Dr. Gerson

En attendant, je vous prépare d'autres livres sur ces médecins dont le seul crime est de guérir le cancer.

Hélène Delafaurie
Moulinsart, Hocquigny
Novembre 2013

ANNEXES

Les cliniques Gerson

Mexique : Gerson Institute, Hôpital de Tijuana (près de San Diego)

www.gerson.org

Tel : 00 619 685 5353 (en anglais)

Hongrie : Gerson Health Center (à 30 km de Budapest)

Tel : 00 36 30 64 26 341 (en anglais)

info@gerson.hu

www.gersontherapy.eu

Japon : Hôpital Toritsu Ohtsuka de Tokyo ouvert à la thérapie Gerson à la suite de la guérison du cancer de la prostate du Dr Hoshino et du Dr. Tominaga. Le Dr qui pratique la thérapie s'appelle

La Thérapie Nutritionnelle du Dr. Gerson

Takaho Watayo. C'est l'un des plus grands chirurgiens japonais.

Le Dr. Takaho vient d'ouvrir sa propre clinique :

Nishidai Clinic Tel : 81 (0)3 5922 0700 (en anglais)

Le Dr. Hoshino Yoshihiko, est professeur à la Fukushima Gakuin Daigaku et pratique la Thérapie Gerson à la Marinda Clinic, Fukushima-ken, Fukushima City, Honcho 2-10.

La Source Claire :

www.source-claire.com

Sels de potassium Kali'Claire :

Café vert Wilson

Neways :

Pourquoi utiliser ces produits

Tous les jours nous sommes intoxiqués par des produits cancérigènes qui se trouvent dans les gels douche, les shampoings, et les cosmétiques, dans les produits ne nettoyage pour la maison. Je n'en citerai que quelques uns :

Propylène Glycol (anti-gel...)

Sodium Lauryl Sulphate (dégraissant industriel...)

Talc

Aluminium

Huile minérale (dérivé du pétrole – paraffinum liquidum...)

Suif & Lanoline (graisses animales contaminées par les pesticides...)

Fluorure

Di- et Triéthanolamine (DEA et TEA – production de nitrosamine cancérigène...)

PEG (obtenus à partir de gaz toxiques...)

Formaldéhyde (dénature les protéines, cancérigène...)

Phtalates (déséquilibrent le système hormonal...)

La Thérapie Nutritionnelle du Dr. Gerson

Parabens (Légalement interdits depuis 2011)

Ne pas s'intoxiquer est un bon point de départ pour la prévention du cancer. Et si vous êtes en pleine détoxication avec la thérapie Gerson, ce n'est pas le moment de vous re-intoxiquer. Il ne s'agit pas d'acheter des produits en plus, il s'agit de reporter une partie de nos dépenses habituelles sur de bons produits.

Présentation de Neways

La société Neways existe depuis 1985, et elle a supprimé de ses fabrications plus de 3 000 ingrédients toxiques ou susceptibles de l'être. Sur la recommandations des plus grands experts mondiaux qui travaillent avec elle pour la prévenir des recherches sur les produits et pour trouver des substituts à ces ingrédients qui s'avèrent, après recherches, pouvoir être mauvais pour la santé, les produits sont régulièrement reformulés. En l'état actuel des connaissances, ce sont les produits les plus sains de la planète.

Hélène Delafaurie

Les compléments recommandés

Maximol solution ou classic pour les minéraux

Cascading Revenol pour les anti-oxydants

Protozymes pour que votre intestin se sente bien

Hawaian Noni pour que tout votre corps puisse faire du bon boulot en luttant contre le crabe.

Les produits de soin personnels et d'entretien de la maison

Prendre un pack Salle de Bain au départ. Certains durent très longtemps. Les utiliser avec parcimonie car ils sont concentrés.

La ligne True Touch vous donnera tout ce qu'il faut pour rester belle.

La ligne NewBrite vous permettra de tout nettoyer dans la maison d'une façon écologique et saine pour vous.

La Thérapie Nutritionnelle du Dr. Gerson

Le système « Advantage » pour économiser sur vos commandes :

Vous allez commander beaucoup et régulièrement. Le système de commande mensuelle « Advantage » va vous permettre de faire des économies. D'abord vous allez payer les produits au prix « distributeur » et non au prix client. Cela va vous permettre une diminution de 10% des prix. En plus à chaque produit est attaché un nombre de points. Dès que votre commande atteint 100 PV, les frais de port sont gratuits. Ensuite à chaque commande vous allez comptabiliser un certain nombre de points bonus avec lesquels, au bout de 3 ou 4 mois vous pourrez payer tout ou partie de votre commande en cours.

Tous les mois vous pouvez modifier votre commande avant qu'elle ne vous soit envoyée, enlever des produits, en rajouter d'autres qui vous manquent. Il suffit de le faire 48h avant le jour d'expédition de la commande.

Le site de commande : beadelegue.ineways.eu

Inscription :

Inscrivez-vous comme « Client Privilégié ».

N'oubliez pas de noter votre mot de passe et le N° de client qui vous sera attribué et qui vous permettra de commander par la suite.

Passez votre première commande.

Puis, pour le mois suivant, inscrivez-vous au programme « Advantage ». Choisissez à quelle date vous désirez être livré tous les mois.

Si vous avez des questions, n'hésitez pas à me contacter : h.delafaurie@gmail.com

Vitamine C :

http ://vitamine-c-fr.com

Prenez le paquet d'un kilo, puis ensuite les recharges plus économiques. Lisez les informations, c'est passionnant.

Éventuellement, achetez aussi du bicarbonate de soude alimentaire pour éviter les aigreurs

La Thérapie Nutritionnelle du Dr. Gerson

d'estomac. Si vous faites votre mélange dans un jus de fruit, celui-ci va mousser beaucoup et risque de déborder. Allez-y doucement.

Huile de ricin et Manju (enzymes de papaye) :

http ://hector-produits-naturels.com/boutique/

Extracteur de jus :

http ://www.davidson-distribution.com/3-extracteur-de-jus-davidson-distribution

http ://www.moulins-alma.fr/11-extracteurs-de-jus

http ://www.astralair.com

Déshydrateur (pour faire le pain esséne et vos fruits secs) :

http ://www.moulins-alma.fr/deshydrateur/402-deshydrateur-domoclip-dom202.html

Hélène Delafaurie

Cuisson à basse température :

http ://www.omnicuiseur.com

Foody Food pour conserver vos jus et vos légumes cuisinés :

http ://www.foody-food.fr

Pour transporter les jus : bouteille Thermos ou bouteille de vin avec le système bouchon et pompe.

Les pharmacies herboristes qui font probablement des préparations (pour le Lugol 1/2 fort) pour le cas où les pharmaciens près de chez vous ne voudraient pas vous la faire : J'ai trouvé cette liste grâce à Danièle Festy, papesse de l'aromathérapie, et dont les livres font partie de ma bibliothèque puisque je ne me soigne qu'avec des huiles essentielles. Si ces officines ont l'esprit suffisamment ouvert pour faire des préparations d'aromathérapie, elle l'auront aussi j'espère pour faire des préparations de Lugol.

La Thérapie Nutritionnelle du Dr. Gerson

BELGIQUE

AUBANGE - Pharmacie Groffy - Avenue de la Gare 3 - 6790 Aubange - Tél : 063 37 10 39

BRUXELLES - Pharmacie Albarel - Bd Général Jacques 156 - 1050 Bruxelles -Tél. :+32 (0)2 648 89 17

Pharmacie Rousseau - Avenue Louise, 49B - 1060 Bruxelles - Tél. :+32 (0)2 537 08 90

HALANZY- Pharmacien FELTZ Pascale - rue de la fraternité 24 - 6792 HALANZY - Tél. : 063/677274

JEMEPPE SUR MEUSE-Grande Pharmacie et herboristerie Cavalier-Mourad - rue Joseph Wettinck 72 - 4101 Jemeppe sur Meuse - tél. : +32 (0)4 233 93 65

PETIT ENGHIEN -Pharmacie de Vriese - Chaussée de Bruxelles 161 - 7850 Petit Enghien - tél. : 02 395 60 53

QUEVAUCAMPS - Pharmacie Walcarius - Chaussée Brunehaut 142 - 7972 Quevaucamps - tél. : 069/57.57.00

Hélène Delafaurie

FRANCE

AIX-EN-PROVENCE- Pharmacie Victor Hugo - 16, avenue Victor-Hugo - 13100 Aix-en-Provence -Tél. : 04 42 26 24 93

Pharmacie de l'hôtel de ville - 13, rue du maréchal Foch - Place Richelme - 13100 Aix-en-Provence - Tél. : 04 42 21 76 50

AMIENS - Pharmacie Saint Martin - 19, rue Morgan - 80000 Amiens -Tél. : 03 22 89 46 27

BAYONNE - Pharmacie herboristerie Victor Hugo - 14, rue Victor-Hugo - 64100 Bayonne - Tél. : 05 59 59 05 77

BESANCON - Pharmacie Le Plomb - 41, rue Battant - 25000 Besançon - Tél. : 09 79 68 53 38

BISCHHEIM- Pharmacie de la Rocade - 2 c, route de Brumath - 67800 Bischheim - Tél. : 03 88 33 13 63.

BLAGNAC - Pharmacie du centre - 2, rue des Bûches - 31700 Blagnac -Tél. : 05 61 71 46 05

BORDEAUX - Pharmacie des Chartrons - 16, cours Portal - 33000 Bordeaux - Tél. : 05 56 52 68 03

La Thérapie Nutritionnelle du Dr. Gerson

Pharmacie Bachoué - 34, cours Georges-Clémenceau - 33000 Bordeaux - Tél. : 05 56 81 35 76

BRETIGNY-SUR-ORGE Pharmacie Delsart - 1, rue Anatole France - 91220 Bretigny-sur-Orge - Tél. : 01 60 84 06 53

CAEN- J. Chalard - Pharmacie Homéopathique du Lys - 95, rue de Bayeux - 14000 Caen

CARVIN- Pharmacie Patrick Deram - 21, place Jean-Jaurès - 62220 Carvin - Tél. : 03 21 37 14 96

CLUSES -Pharmacie de l'Epinette - 10, avenue des Alpes - 74300 Cluses - Tél. : 04 50 89 76 61

COMPIEGNE -Pharmacie Saint-Germain - 68, rue Notre-Dame-de-Bon-Secours - 60200 Compiègne - Tél. : 03 44 23 30 78

DIE- Pharmacie du Diois - 23, rue Camille-Buffardel - 26150 Die - Tél. : 04 75 22 06 24

DIJON -Pharmacie Richard la Croix Blanche - 24, rue Musette - 21000 Dijon - Tél. : 03 80 30 47 44

Pharmacie des Godrans - 34 rue des Godrans -

Hélène Delafaurie

21000 Dijon - Tél. : 03 80 30 16 49

DOL DE BRETAGNE - Pharmacie de la Cathédrale - 42, grande rue des Stuarts- 35120 Dol De Bretagne - Tél. : 02 99 48 08 25

EPERNAY -Pharmacie des Archers - 47, rue Saint-Thibault - 51200 Epernay - Tél. : 03 26 55 30 00

FIGEAC -Pharmacie CAHUZAC Claudine - 2, Place Champollion - 46100 Figeac - Tél. : 05 65 50 05 16

GARCHES -Pharmacie Miet-Truong - 101 Grande Rue - 92380 Garches - Tél. : 01 47 41 31 33

GRASSE- Pharmacie des 4 Chemins - 4, boulevard Emmanuel-Rouquier- 06130 Grasse - Tél. : 04 93 70 45 69

IBOS -Pharmacie du Méridien - Route de Pau - 65420 Ibos - Tél. : 05 62 90 06 29

LA MADELEINE (non loin de Lille) - Pharmacie Herboristerie Van Triempont - 139 rue du général de Gaulle - 59110 La Madeleine - Tél. : 03 20 55 50 49

LAVAL -Pharmacie Julien Judais - 79, rue d'Hilard -

La Thérapie Nutritionnelle du Dr. Gerson

Laval 53000 - Tél. : 02 43 66 90 96

LA VALETTE DU VAR -Pharmacie Mouysset - Avenue Pasteur - 83160 La Valette du Var - Tél. : 04 94 27 01 68

LE CENDRE- Pharmacie Le Forum - Rue Roland Garros - 63670 Le Cendre - Tél. : 04 73 84 05 33

LE MANS- Pharmacie St Joseph - 2, avenue Haouza - 72100 Le Mans - Tél. : 02 43 24 64 81

LES HERMITES (non loin de Nantes) - Pharmacie Sylvie Drouet - 2, rue Ermitage - 37110 Les Hermites - Tél. : 02 47 56 31 16

LILLE -Pharmacie Casetta - 35, rue Faidherbe - 59000 Lille - Tél. : 03 20 06 16 31

LIMOGNE -Pharmacie de Limogne - Grand Place - 46260 Limogne en Quercy - Tél. : 05 65 31 50 13

LYON -Pharmacie Hacker - 95, Boulevard Europe - 69008 Lyon - Tél. : 04 78 37 32 43

MARLY- 2 rue des jacinthes - 59770 Marly - Tél. : 03 27 46 10 37

MARSEILLE- Pharmacie Père Blaise - 4, rue Méolan

Hélène Delafaurie

- 13001 Marseille - Tél. : 04 91 54 04 01

Pharmacie du Vieux Port - 4, quai Port - 13002 Marseille - Tél. : 04 91 90 00 57

Pharmacie Fabre - 180, rue Rabelais - 13016 Marseille - Tél. : 04 91 65 91 91

MATZENHEIM - Pharmacie du collège - 23, rue Mertian - 67150 Matzenheim - Tél. : 03 88 74 75 51

MONTBELIARD - Pharmacie Weisser - 32 avenue Joffre - 25200 Montbéliard -Tél. : 03 81 94 54 18

MONTFORT L'AMAURY -Pharmacie du l'hôtel de ville - 34, rue de Paris - 78490 Montfort l'Amaury - Tél. : 01 34 86 00 64

MONTGERON -Pharmacie de Rouvres - C.C. Leclerc - 72, avenue Jean Jaurès - 91230 Montgeron - Tél. : 01 69 40 74 64

MONTPELLIER -Pharmacie Martin Privat - 6, rue de Clémentville - 34070 Montpellier - Tél. : 09 75 74 59 85

NANTES- Pharmacie Verte - 2, place de la duchesse

La Thérapie Nutritionnelle du Dr. Gerson

Anne - 44000 Nantes- Tél. : 02 40 74 02 22

NICE- Pharmacie de l'Horloge - 98, bvd de cessole - 06100 Nice - Tél. : 04 93 84 48 86

NOUMEA (Nouvelle Calédonie) -Pharmacie Normale - 35, rue de l'Alma - 98845 Nouméa

ORLEANS - Pharmacie Villiers/Lafon - 70, rue des Carmes - 45000 Orléans - Tél. : 02 38 53 42 31

ORNANS- Pharmacie Tissot Maire - 55, rue Pierre Vernier - 25290 Ornans - Tél. : 03 81 62 24 79

OSTWALD -Pharmacie Centrale - 4 rue de la Hollau - 67540 Ostwald - Tél. : 03.88.66.22.77

PARIS-Pharmacie du Palais - 33, rue de Vaugirard - 75006 Paris - Tél. 01 45 48 23 01

Pharmacie de l'Epoque - 49, rue du Four - 75006 Paris - Tél. : 01 45 48 53 58

Pharmacie Matignon - 1, avenue Matignon - 75008 Paris - Tél. : 01 43 59 86 55

Pharmacie Maubeuge - 58, rue de Maubeuge - 75009 Paris - Tél. : 01 48 78 54 69

Hélène Delafaurie

Pharmacie Flak - 32, rue du faubourg Montmartre - 75009 Paris - Tél. : 01 47 70 84 48

Pharmacie Serge Danan - 19, rue Cambronne - 75015 Paris - Tél. : 01 45 67 15 18

Pharmacie homéopathique centrale - 126, rue de la Pompe - 75116 Paris   - Tél. : 01 47 27 99 08

Pharmacie Basire - 143, rue de la Pompe - 75116 Paris - Tél. : 01 47 27 88 49

Pharmacie Mayoly - 1, place Victor-Hugo - 75116 Paris - Tél. : 01 45 00 71 96

Pharmacie des Ternes - 90, avenue des Ternes - 75017 Paris - Tél. : 01 45 74 17 43

PAU- Pharmacie du soleil - 92, rue Emile Guichenne - 64000 Pau - Tél. : 05 59 27 43 64

PERPIGNAN -Pharmacie de Mailloles - 80, avenue Victor Dalbiez - 66000 Perpignan -Tél. : 04 68 54 74 88

PLAISANCE DU TOUCH -Pharmacie du Centre - 30, avenue des Pyrénées - 31830 Plaisance du Touch - Tél. : 05 34 51 60 70

La Thérapie Nutritionnelle du Dr. Gerson

RENNES -Pharmacie d'Italie - 2, rue Suisse - 35000 RENNES - Tél. : 02 99 51 19 19

RIEUX MINERVOIS -Pharmacie Cavailhes- Préparatoire du Minervois - 70, avenue Georges Clémenceau - 11 160 Rieux Minervois - Tél. : 04 68 78 44 47

ROMORANTIN- Pharmacie de la halle - 67, rue Clémenceau - 41200 Romorantin - Tél. : 02 54 76 03 67

STRASBOURG - Pharmacie du dôme - 1, rue des juifs - 67000 Strasbourg- Tél. : 03 88 32 11 28

Pharmacie du soleil - 50, route des Romains - 67200 Strasbourg - Tél. : 03 88 30 84 30

TOULOUSE - Pharmacie du lycée - 14, rue Gambetta - 31000 Toulouse - Tél. : 05 61 21 32 67

Pharmacie Marty - 3, rue John Fitzgérald Kennedy - 31000 Toulouse - Tél. : 05 61 21 26 41

VANNES - Pharmacie de Tohannic - 7, avenue Jean Perrin - cc Carrefour Market - 56000 Vannes

VILLERS LES NANCY Pharmacie Sainte Therese -

Hélène Delafaurie

38, bd de baudricourt - 54600 villers les Nancy - Tél. : 03 83 27 75 47

Les survivants du cancer :

Sur le site de l'American Cancer Society, en anglais :

http ://csn.cancer.org/node/195271

Au Canada, en français :

http ://convio.cancer.ca/site/PageServer ?pagename=HOPE_CAN_survivors_profile_index&s_locale=fr_CA

Vous n'avez pas forcément besoin d'avoir un cancer pour suivre la thérapie du Dr. Gerson. Une détoxication pendant quelques mois vous permettra de venir à bout de bien des pathologies.

La Thérapie Nutritionnelle du Dr. Gerson

Liste des pathologies soignées par la méthode du Dr. Gerson :

- Artères (maladies)
- Arthrite
- Arthrite rhumatoïde
- Asthme
- Attaque d'apoplexie
- Cancers (40% de rémission en stade terminal)
- Candidose
- Cardiopathies
- Cirrhose
- Colite ulcéreuse
- Constipation
- Déficience immunitaire
- Dégénérescence maculaire
- Dépendances
- Dépression
- Diabète
- Emphysème
- Endométriose
- Épilepsies
- Fatigue chronique (syndrome)

- Fibromes
- Fibromyalgie
- Goutte
- Hémorroïdes
- Hépatites
- Herpès génital
- Hyperactivité
- Hypertension
- Hypoglycémie et hyper
- Leucémies
- Lupus érythémateux
- Maladie de Crohn's
- Maladie de Lyme
- Métaux lourds (intoxication)
- Migraine
- Mononucléose
- Obésité
- Ostéomyélite
- Ostéoporose
- Parasites intestinaux
- Phlébite
- Psoriasis
- Reins (maladies)
- Sclérose en plaque

- Sida
- Spondylarthrite ankylosante
- Stérilité
- Syndrome de Cushing
- Syndrome prémenstruel
- Troubles génétiques
- Tuberculose
- Zona

Évidemment pour certaines de ces maladies, le protocole est beaucoup plus léger et dure moins longtemps, de quelques semaines à quelques mois.

Hélène Delafaurie

Listes à punaiser au mur dans votre cuisine

JUS

Chaque verre fait 240 ml.

1- Le jus de légumes verts : il est nettement plus compliqué que les autres.

Ingrédients :

- quelques feuilles de laitue, ou romaine, ou endives,
- feuilles de scarole,
- jeunes feuilles de betteraves,
- 5 ou 6 feuilles de cresson,
- 2 ou 3 feuilles de chou rouge,
- la partie verte des blettes,
- 1/4 de poivron vert,
- une pomme granny smith.

À CONSOMMER TOUT DE SUITE APRÈS FABRICATION

Les autres jus :

2- jus frais de pomme- carotte,

La Thérapie Nutritionnelle du Dr. Gerson

3- jus frais d'orange, de pomme ou de pamplemousse.

AUTORISÉS

<u>Légumes :</u>

✢ Artichauts, asperges, aubergines,

✢ Betteraves, blettes, brocolis,

✢ Carottes, céleri rave ou en branches, chou frisé, chou rouge (peu), chou fleur, courgettes, cresson,

✢ Endives,

✢ Haricots verts,

✢ Melon,

✢ Oignons,

✢ Patates douces (une fois par semaine), poireaux, poivrons rouges ou verts, pommes de terre,

✢ Radis sans les fanes, Riz brun ou riz sauvage (une fois par semaine),

✢ Salade (laitue, roquette, romaine, scarole, chicorée),

✢ Tomates.

Épices : non agressives et en petites quantités :

- ail, anis, aneth
- ciboulette, coriandre
- estragon
- fenouil
- laurier,
- marjolaine,
- oseille
- persil
- romarin,
- sauge, safran, sarriette
- thym

Vous pouvez ajouter en grandes quantité si vous les supportez de l'ail , de l'oignon, de la ciboulette, du persil pour donner du goût.

Pour faire l'assaisonnement :

- vinaigre de cidre ou de vin, jus de citron,
- huile de lin,
- ou sauce verte ou autres, voir dans les recettes.

La Thérapie Nutritionnelle du Dr. Gerson

Fruits :

- Abricots
- Banane, 1/2 seulement par semaine
- Cerises citron,
- Figues
- Groseilles,
- Mandarines, mangues, melon,
- Oranges,
- Pamplemousses, pommes, pêches, poires, prunes,
- Raisins, rhubarbe
- et les fruits secs : raisins, pêches, abricots, prunes, dattes, figues, trempés ou cuits en compote.

Beaucoup de ces fruits sont plus digestes si vous les faites en compote.

Sucre :

Pour sucrer votre tisane, du miel, une à deux cuillerées par jour.

Tisanes :

À la menthe ou à la camomille, à la fleur d'oranger ou au tilleul si vous en avez besoin pour dormir, .

Les compléments alimentaires

- Kali'Claire Une càc dans chaque verre de jus de légumes
- Lugol solution demi forte : 3 g dans un peu d'eau en même temps que les jus de légumes verts.
- Niacine (vitamine B3) : 50 mg en même temps que les jus de légumes verts.
- Pancréatine (Créon ou Eurobiol gastro-résistant) 1 gélule à 25000 UI à chaque repas et avant de dormir
- CoQ10
- Laetrile ou Amygdaline
- Protzymes avant de dormir
- Cascading Revenol avant de dormir
- Hawaïan Noni et Maximol : le matin au réveil

- Vitamine C avec le jus de carotte pomme

INTERDITS

❖Toutes les huiles, margarines et graisses sauf huile de lin

❖Toutes les protéines y compris sous forme de légumineuses

❖Tous les produits laitiers sauf yogourt à 0% pour les sauces

❖Tous les produits raffinés et industriels

❖Tous les sels et condiments salés (sauce soja, tamari...)

❖Conserves et surgelés, nourriture fumée ou avec du soufre

❖Alcool, thés, café (en boisson), chocolat.

❖Ananas, avocat,

❖Bonbons, champignons, concombre, épinards crus, fanes de carottes

❖Noix : noix, amandes cacahuètes, noix de cajou

❖Œufs

❖Cuisson au micro-ondes et à la cocotte minute

❖Édulcorants (Aspartame...)

Le fluor (dans l'eau ou dans le dentifrice / bain de bouche)

Les permanentes

Les cosmétiques : déodorants, rouges à lèvre, lotions, crèmes, dans lesquels il y a des produits toxiques.

ORGANIGRAMME (à titre indicatif. Vous devez l'adapter à vos besoins.)

6h00 Lavement au café

7h30 Maximol et Jus de Noni

8h00 Jus de légumes + 1 cuillère doseuse Kali'Claire + 3 gouttes solution de Lugol ½

8h30 petit déjeuner + 1 gélule de Creon à 25000 UI

9h00 Jus pommes-carottes + 1 à 2 g de vitamine C

Lavement au café

10h00 Jus de fruits bio (pomme ou raisin...)

11h00 Jus de légumes + 1 cuillère doseuse Kali'Claire + 3 gouttes solution de Lugol ½

12h00 Jus pommes-carottes + 1 à 2 g de vitamine

La Thérapie Nutritionnelle du Dr. Gerson

C

12h30 repas + 1 gélule de Creon à 25000 UI

13h00 Jus de fruits bio (pomme ou raisin...)

Lavement au café

14h00 Jus de légumes + 1 cuillère doseuse Kali'Claire + 3 gouttes solution de Lugol ½

15h00 Jus pommes-carottes = 1 à 2 g de vitamine C

16h00 Jus de fruits bio (pomme ou raisin...)

17h00 Jus de légumes + 1 cuillère doseuse Kali'Claire + 3 gouttes solution de Lugol ½

Lavement au café

18h00 Jus pommes-carottes + 1 à 2 g de vitamine C

19h00 Jus de fruits bio (pomme ou raisin...)

20h00 Jus de légumes + 1cuillère doseuse Kali'Claire + 3 gouttes solution de Lugol ½

20h30 repas + 1 gélule de Creon à 25000 UI

Lavement au café

22h30 coucher + 1 gélule de Creon à 25000 UI + Cascading Revenol + Protozymes

Hélène Delafaurie

Quelques idées-menus

<u>Petit-déjeuner</u>

- Flocons d'avoine
- ou fruits
- ou une tartine de pain de seigle sans sel avec de la compote ou du miel
- un jus ou une tisane

<u>Déjeuner</u>

- Une salade (ou une soupe) :
  - Endives et betteraves;
  - laitue - tomate - rondelles d'oignon rouge;
  - pommes de terre tièdes - poivrons;
  - endives - raisins secs - pomme;
  - riz complet - tomates - poivrons - menthe;
  - ou un légume cru :
  - fenouil,
  - artichaut,

La Thérapie Nutritionnelle du Dr. Gerson

- chou-fleur,
- carottes, avec une sauce dans laquelle les tremper.

- Un plat de légumes chaud à choisir dans une des recettes données.
- Un fruit frais ou une compote
- Un jus ou une tisane

<u>Dîner</u>

- Soupe d'Hippocrate
- Plat de légumes
- Fruit ou compote

BON COURAGE ET TENEZ-MOI AU COURANT
h.delafaurie@gmail.com

BIBLIOGRAPHIE

The Gerson Therapy : The Proven Nutritional Program for Cancer and Other Illnesses, by Charlotte Gerson and Morton Walker, D.P.M.

Dr. Max Gerson : Healing the Hopeless, by Howard Straus, Barbara Marinacci, Abram Hoffer, MD.

A Cancer Therapy : Results of Fifty Cases and the Cure of Advanced Cancer by Diet Therapy, by Max Gerson.

Pratique de la Cure Gerson et Kelley, par Michel Dogna

Beaucoup de blogs et sites de santé alternative parlent de la cure Gerson. Ils reprennent simplement le contenu du livre de Michel Dogna.

Merci d'avoir lu ce premier livre de la série

La Thérapie Nutritionnelle du Dr. Gerson

CANCER : LES THÉRAPIES DONT VOTRE ONCOLOGUE NE VOUS PARLERA JAMAIS

« Livre 1 : La Thérapie nutritionnelle du Dr. Gerson ».

Si vous pensez que la lecture de ce livre peut être utile, aidez-moi : mettez un commentaire qui permettra ceux qui sont intéressés mais se demandent si sa lecture en vaut la peine, de se décider.

Cela vous prendra seulement une minute, et vous m'aiderez ainsi à vous préparer d'autre guides de santé de qualité.

D'avance, MERCI.

Hélène DELAFAURIE

Hélène Delafaurie

Du même auteur :

- SOIGNEZ-VOUS AVEC DES SONS
- Comment mettre l'oreille au service de votre santé

D'autres livres d'Hélène Delafaurie sont disponibles aussi sur :

www.librairie-du-hibouk.com

www.ingramcontent.com/pod-product-compliance
Lightning Source LLC
Chambersburg PA
CBHW070852180526
45168CB00005B/1785